予防は何歳からでも!

認知症にならないクセづくり

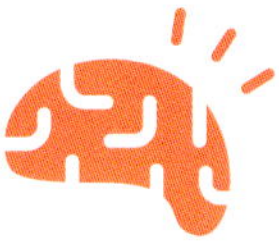

認知症予防専門クリニック院長
広川慶裕　著

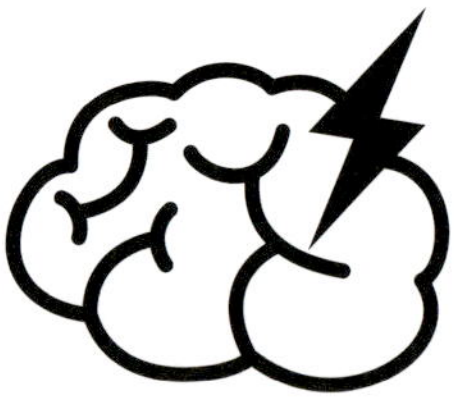

認知症は発病しても

発症しなければ

いいんです！

そのために日々の生活で
やれることは
たくさんあります

それが予防です

#認知症にならない
“ちょっとズラし”の
クセを
つけましょう

目次

〝ちょっとズラし〟の
暮らし方、
やってみたい！

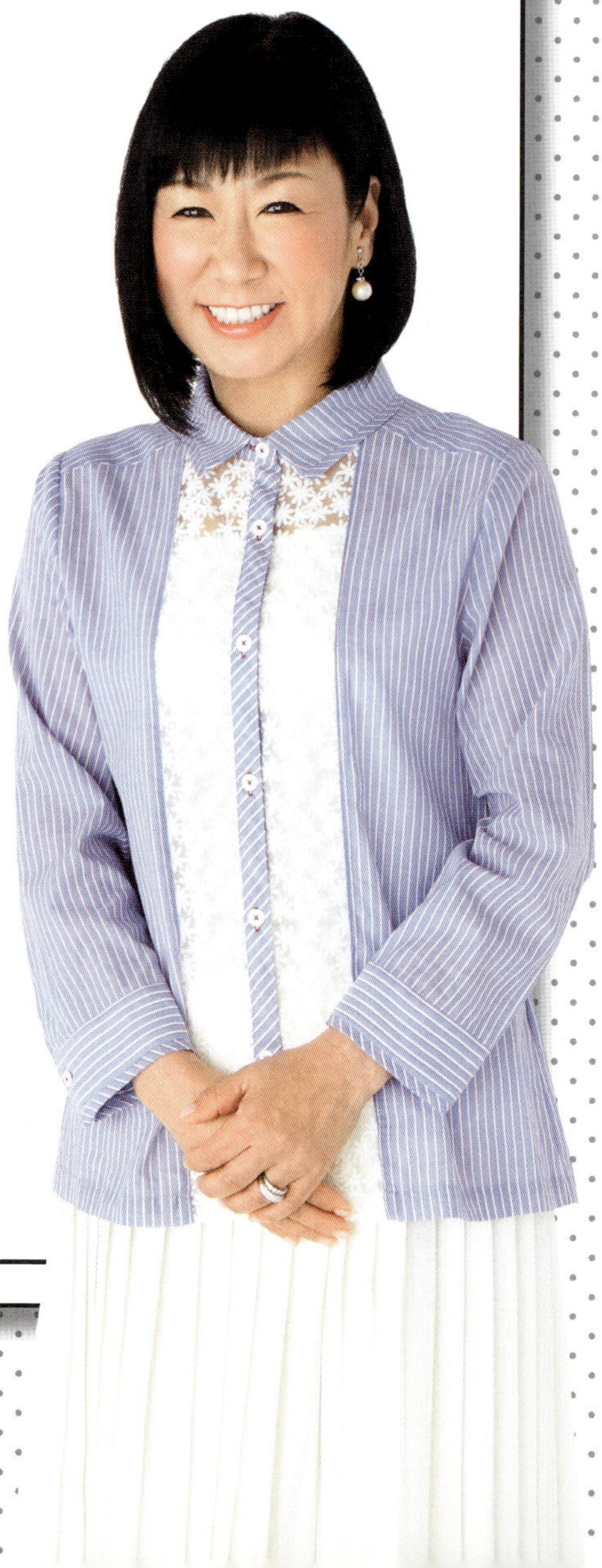

リンゴ　認知症は治らないんですか？

広川　認知症予備群の段階で予防をすれば、8割の方は発症しません。

リンゴ　8割！　耳よりな情報ですね！

広川　そのさらに前、40代くらいから始めれば、ほぼ発症しないと考えています。

リンゴ　予防って何するの？　つらいんですか？

広川　つらいどころか、楽しいですよ。今までの暮らしを〝ちょっとズラす〟だけ。

認知症は生活習慣病の終着駅。だから、生活を見直せばいい

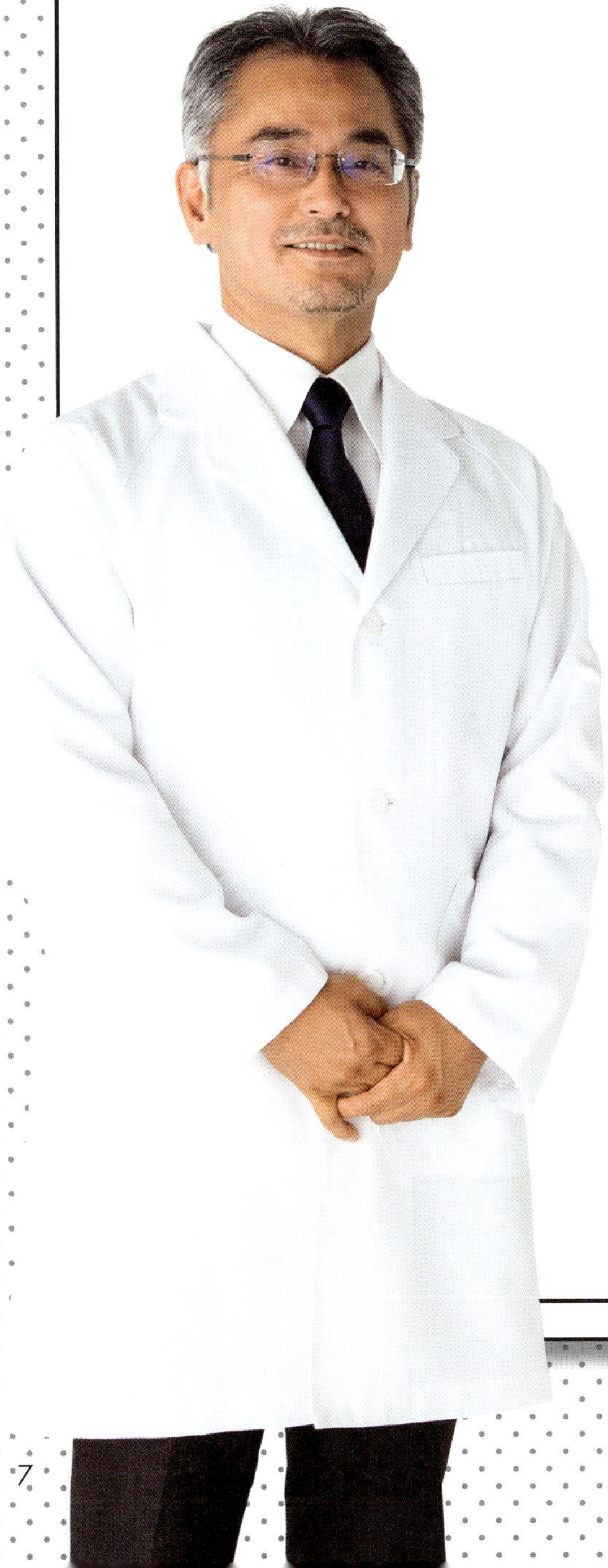

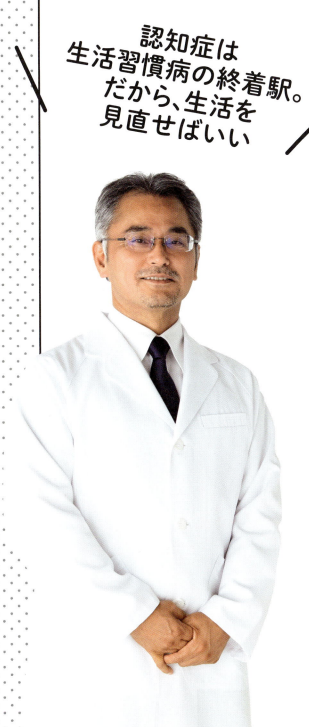

脳は必ず活性化する！

使うほど強化される脳

リンゴ（以下 リ）　脳は一度機能が壊れても、別の部分がそれを補うように働き出すと聞きました。本当ですか？

広川（以下 広）　はい。脳は医学的にはまだブラックボックスです。例えば、１００年前から、20歳をすぎたら、毎日十万個の細胞が死ぬと言われてきましたよね。

リ　習った、習った。

広　それは嘘です。神経細胞は年を重ねても減りません。それどころか、記憶を司る海馬という部位では毎日新しい神経細胞が生まれています。

鍵になるのは脳の可《か》塑《そ》性《せい》

リ　生まれ変わっている？

広　海馬に関していえば、新しく生まれ変わっています。

　脳の神経連絡網（シナプス）が日々動的に変化するものだということを説明するために、よく例に出されるのはロンドンのタクシー運転手。仕事を始めてから3年目の人と10年目の人を比較すると、10年目の人のほうが海馬の容積が大きくなっているんです。

　ロンドンには1万本の路地がある。それを覚えるために脳が活性化するんですね。逆に、脳は使わなければ退化します。廃用性老化です。

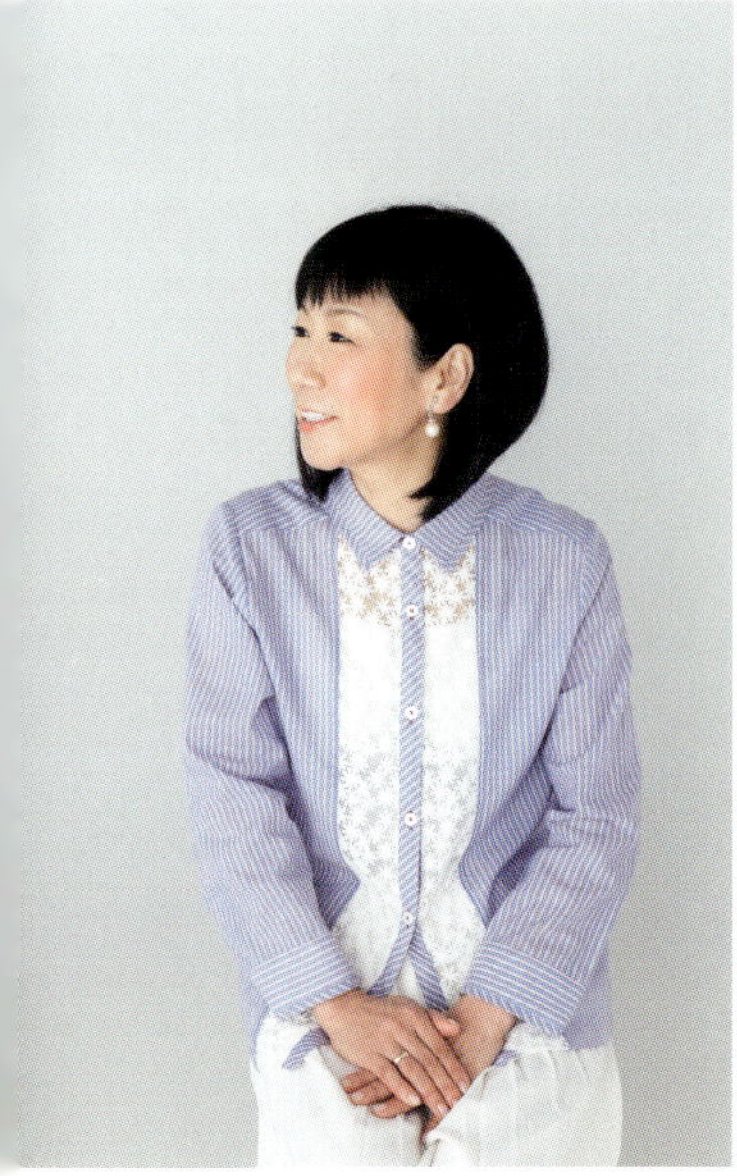

リ　なるほど。

広　これが認知症予防のヒントです。人の脳は、固定化したものではなく、状況に応じて作り変えられていくということ。可塑性《かそせい》といいます。

リ　可塑性…？　うまいことそれを利用できれば、将来、認知症は治る病気になるかもしれない？

広　そう思います。

リ　脳ってすばらしいですね。アホな人の脳でもすばらしいってことでしょう？

広　それは使えていないだけです（笑）。

リ　わあ！　でもやっぱり認知症は怖いなあ。

広　確かに怖い。でも、なったらなったなりの生き方があるんですよ。その人も見えていなかった本来の姿に戻れたりしますから。

脳はいつも刺激を求めている

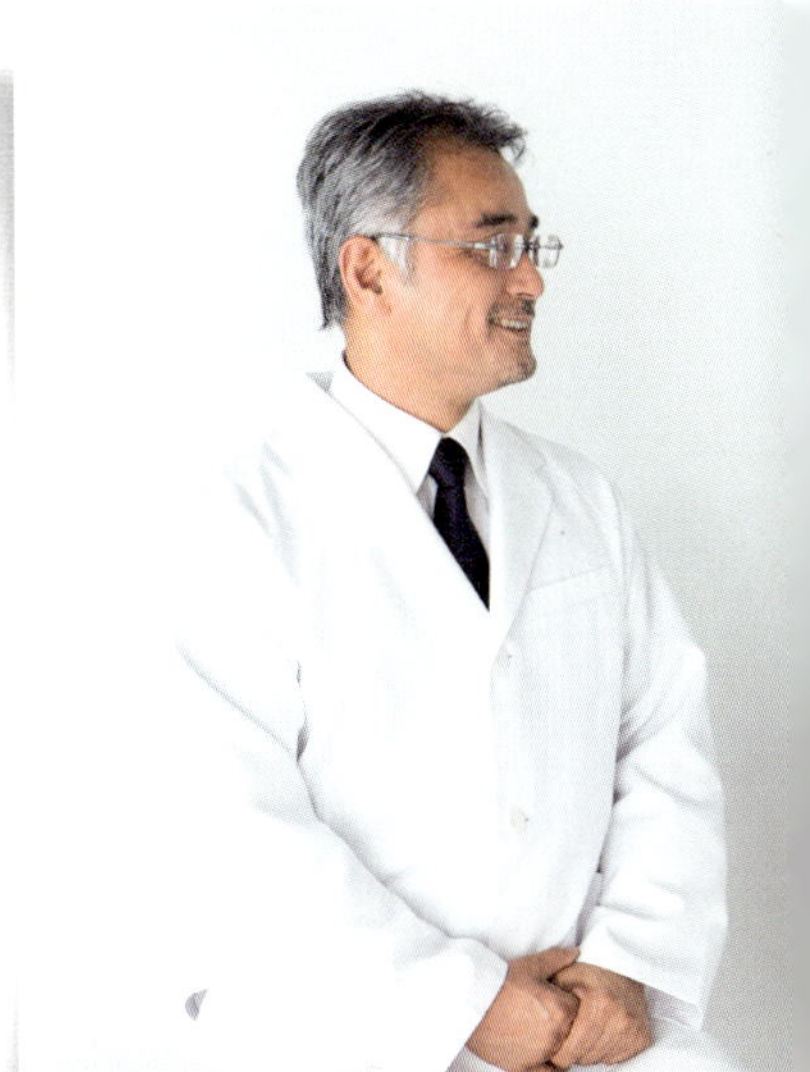

リ　なったら、そのときに考えればいいということ？

広　それでも、ならないほうがいいに決まっています。そのために、40代、50代から予防を始めるのです。

リ　そっか〜。

広　アルツハイマー型認知症の場合は、40代くらいから脳にアミロイドβペプチドという異常なたんぱく質が蓄積し始めます。私はこれが蓄積し始めたときが発病と考えています。でも、そこから症状が出るまでには20年くらいある。

リ　その20年間に予防がうまいことといったら、なんとか切り抜けられますか？

広　その通り。発症を抑えられます。脳は本来、新しいことを求めたがるもの。頭と体を使って刺激を与えるほど予防につながります。

リ　発症を抑える方法をこの本で教えてくださるんですね。

広　〝ちょっとズラし〟の暮らし方です。カラオケでいつもと違う歌に挑戦するとかね。

リ　違う歌は難しいわあ（笑）。でも、なんだか楽しいことに思えてきました。

予防はグレーゾーンのうちから

発病しても発症しなければいい

　超高齢化社会の日本。認知症患者の数が増え続けていることはご存じの通りです。認知症予備群と言われるMCI（Mild Cognitive Impairment＝軽度認知障害）も含めると、その数はさらに膨れ上がり、**65歳以上の7人に2人**（2013年、厚生労働省研究推計）。その予防が急がれています。

　前ページで示したように、アルツハイマー型の認知症なら、脳には40代からアミロイドβペプチドという異常なたんぱく質が蓄積し始め、私はこの段階を発病だと考えています。

　MCIはさらにその先で、認知症までのいわばグレーゾーン。軽度の物忘れがあったとしても、それが認知症の始まりなのか、通常老化なのかはなかなか判断ができません。

　それなら「発病しても発症しなければいい」。私の認知症予防の考え方は、そんな背景から生まれました。

　発症するまでには20〜25年の猶予があります。**グレーゾーンの間に生活習慣を整え、アクティブに暮らして健康寿命を延ばす。健康なままゴールを迎えよう**というものです。

では、発症させないためにどうしたらいいのか？　私は次の3つを柱にしています。

①血流をよくする
②頭と体を一緒に動かす
③〝喜楽〟の心を大切に

毎日少しずつ楽しんで

①からお話ししましょう。血流が滞ると、食事から摂った栄養素（エネルギーのもとになるもの）を細胞の中でうまく使うことができません。

アメリカで1994年から10年にわたって「ナン・スタディ」と呼ばれる研究が行われました。修道女678名を対象に加齢と認知症の関係について探ったものですが、血管のきれいな人は、年齢に関係なく発症率が少ないという結果が発表されています。

②は脳が本来持っている可《か》塑《そ》性《せい》（状況に応じて変化する）を生かすために。2つ以上のことを同時にする〝ながら〟行為（デュアルタスク）をするだけで、脳は瞬時に、秒単位で反応して活性化します。

そこに③の〝喜楽〟の心が加わればベストです。難しく考えずに、試してみる感覚で笑いの中で楽しんでほしい。そもそも脳は飽きっぽいもの。使命感や責任感だけでは続きませんからね。

今始めれば遅くない！

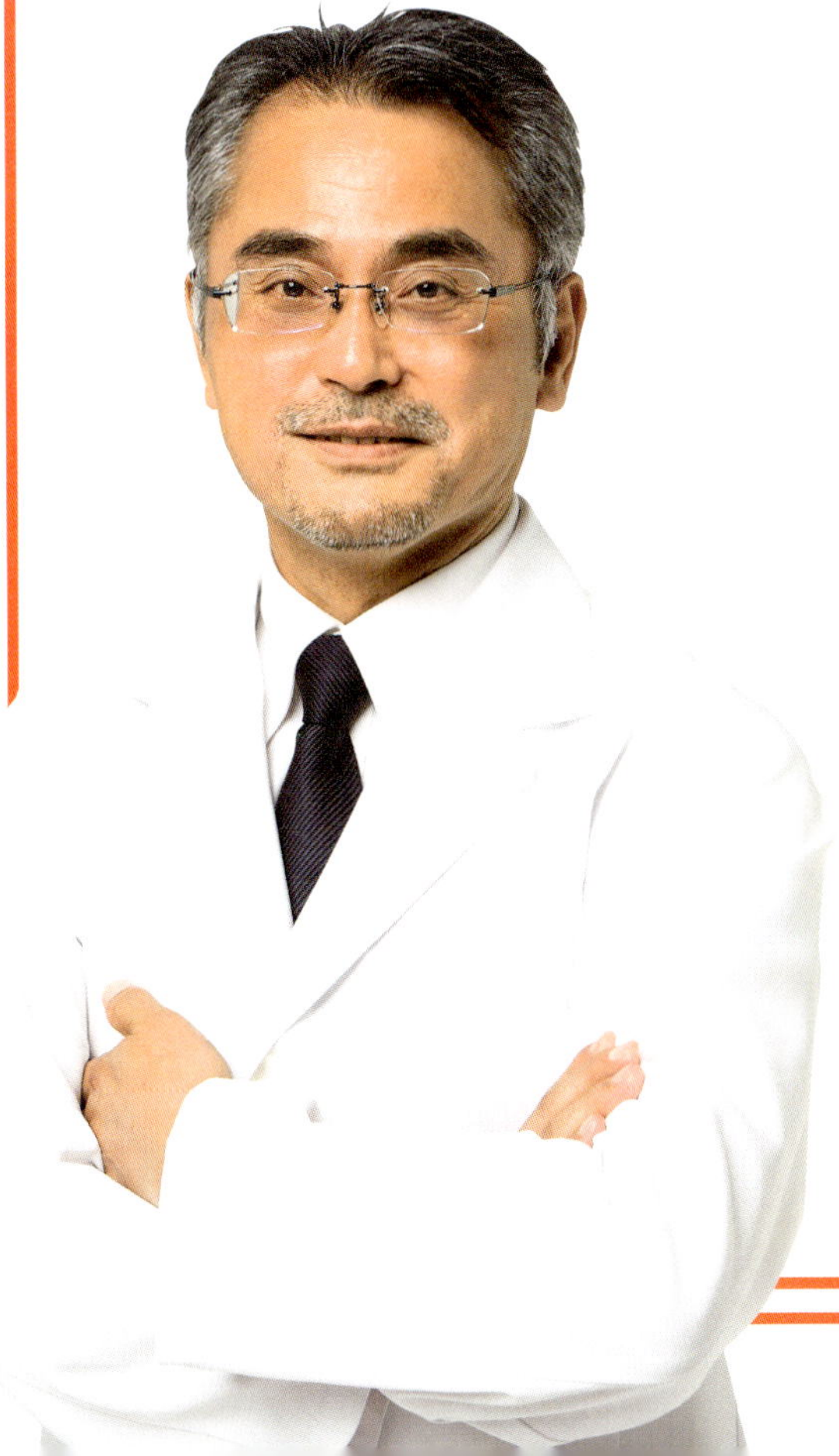

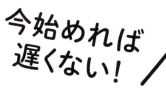

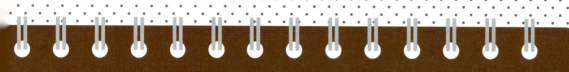

予防の前にチェックをしてみよう！

Check! 1

同じことを言ったり聞いたりするとまわりの人から言われる。

Check! 2

昨日の夕飯の内容が思い出せない。

Check! 3

別の仕事を始めると直前にしていた仕事のことを忘れてしまう。

Check! 4

段取りが悪くなり、まごつくことが増えた。

Check!
5
趣味が面白くなくなったり、やめたりした。

Check!
6
何をするのもめんどうくさく、億劫になった。

Check!
7
ニュースや新聞、雑誌に関心が薄れている。

Check!
8
においや味がよくわからない。

Check!
9
レジではお札を出してしまう。小銭が増えた。

Check!
10
睡眠の質が悪くなった。
（寝つきがよくない、熟眠感がない）

チェックシートの結果はどうでしたか？

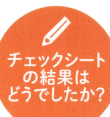

3つ以上の☑でMCIの可能性があります。予防の始め時です！

3つ以上で危ないの？　驚いている人がたくさんいるかもしれません。40代や50代の働き盛りであれば、認知症は親世代のこと。親を心配することはあっても、まさか自分が当事者になる可能性があるとは思っていなかったのではないでしょうか。

でも、40代で認知症予備群とも言われる軽度認知障害＝MCI（Mild Cognitive Impairment）や、その前の段階・プレMCIになることは、実は珍しいことではありません。日常生活に支障がなくても、アルツハイマー型認知症であれば、アミロイドβペプチドという異常たんぱくは、40代から脳に蓄積し始めるものなのです。

重要なのは、それを蓄積させないこと。認知症を発症させないことです。

認知症予備群の段階で予防を始めれば、発症をせずに生涯を送れる可能性がぐんと上がります。年齢に関係なく、人の脳には可塑性があるのです。状況に応じて、常にアップデートして機能を維持しようとする、そのすばらしい特性を生かしましょう。

それには予防です！始めましょう！

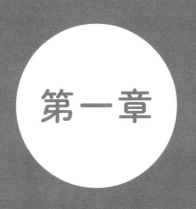

第一章

今日からできる!

認知症にならないための生活習慣

認知症は生活習慣病の終着駅。
生活習慣を見直すことが
予防の一番の近道です。
今までの暮らし方を
大きく変える必要はありません。
少しだけ見直せばいい。
日常動作を〝ちょっとだけズラす〟、
これがポイントです。

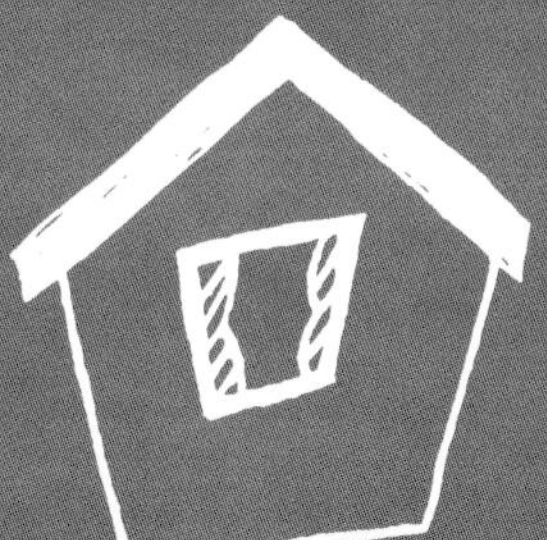

食事バランス

たんぱく質と食物繊維、発酵食品を

まず覚えておきたいのは、たんぱく質、食物繊維、発酵食品の3栄養素を積極的に摂ることです。

たんぱく質は、加齢や体の酸化によって傷ついた細胞を修復し、新しい筋肉や血液を作るために、年を重ねるほど必要です。

また、食物繊維が豊富な野菜はたっぷり摂りましょう。セロトニンやドーパミンなど人を前向きにする物質は、脳の特定の領域で代謝されホルモンになりますが、それらが作れられるのが腸。腸の環境を整えることも認知症予防の早道です。発酵食品も腸の善玉菌を増やすことに役立ちます。

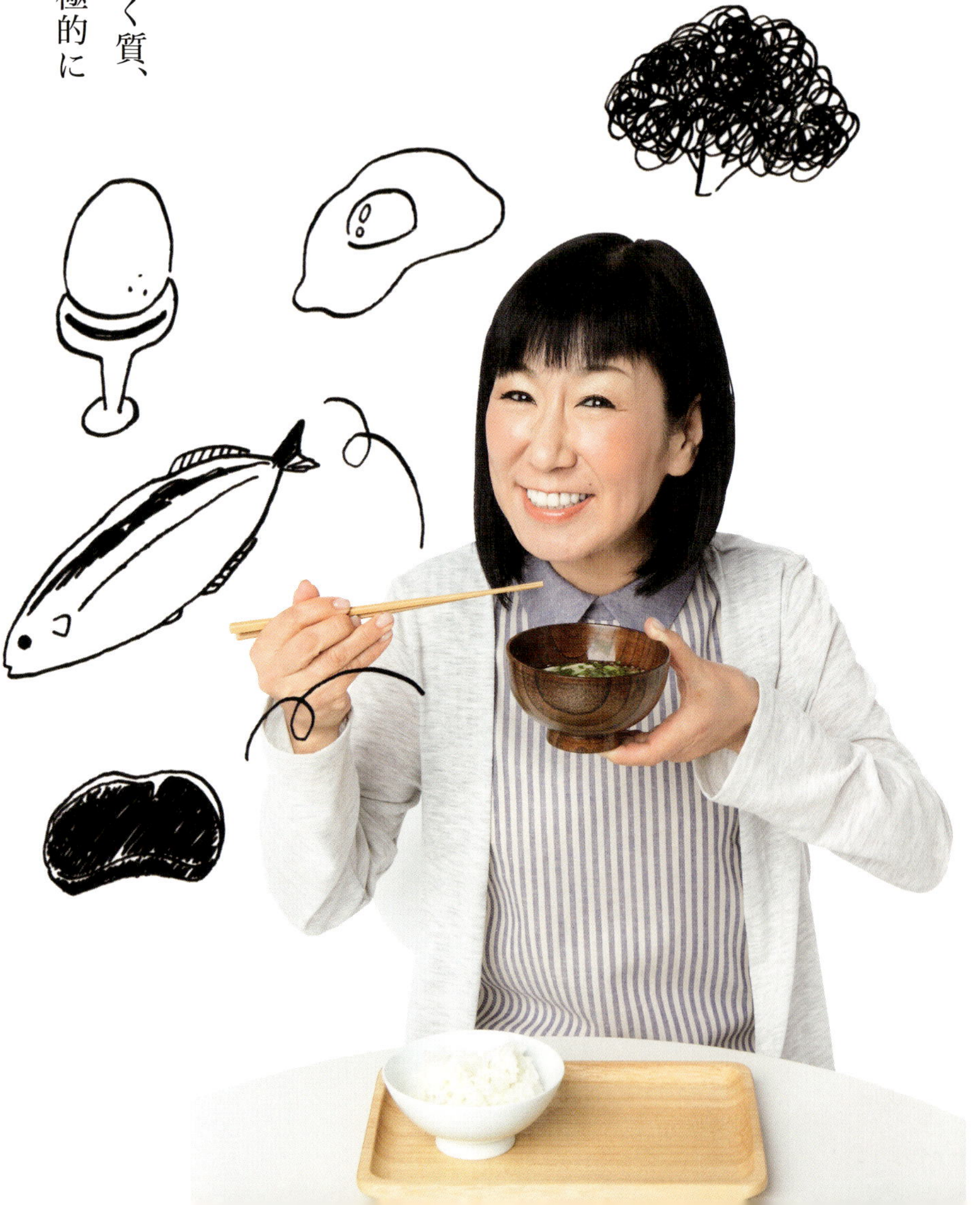

昔ながらの和食を低糖質で

たんぱく質、食物繊維、発酵食品をムリなく摂るには日本人が食べてきた**和食がいい**でしょう。

ただ、和食には糖質が多く含まれます。認知症は脳の糖尿病とも言われる生活習慣病ですから、**ご飯の食べ過ぎや料理にたくさんの砂糖を使うのは避けた**いものです。

厚労省では、たんぱく質と糖質、脂質の理想のバランスを糖質60％、たんぱく質と脂肪を各20％と示していますが、認知症を予防したい場合は割合を変えて。**たんぱく質50％、脂肪が20〜30％、残りを糖質に**。このバランスをぜひ意識してみてください。

毎日食べたい食材

広川先生おすすめの食材はこれ！　どれも日本人になじみのあるものばかり。
糖質少なめの調理法で食べましょう。“続けること”が大切です。

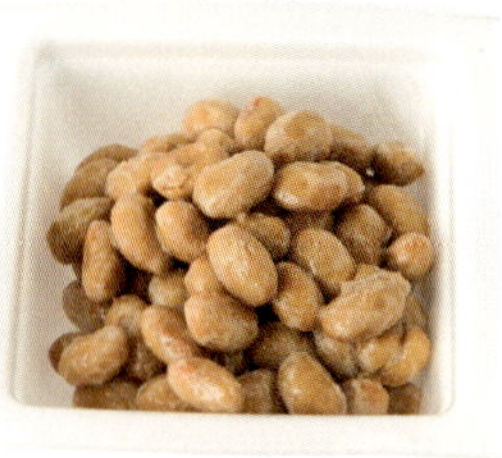

納豆

ナットウキナーゼ（酵素）が腸内環境を整えるうえ、たんぱく質も豊富。血液さらさら効果も。

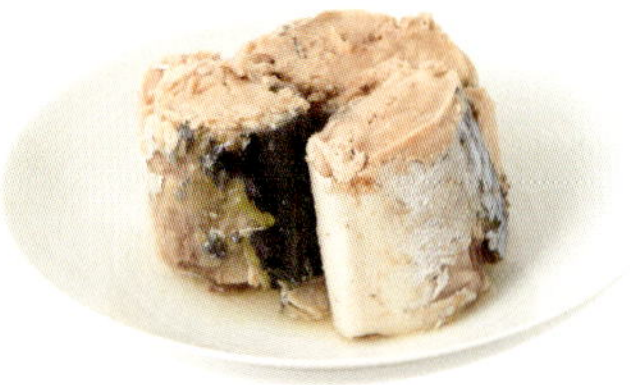

さば

缶詰の鯖は糖質が少なく新鮮。油（細胞を若返らせるオメガ3）や骨（カルシウム）も摂れます。

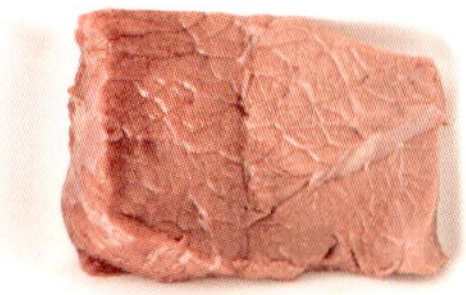

牛肉

たんぱく質といえば肉。脂質を摂り過ぎないように、赤身を食べることを心がけて。

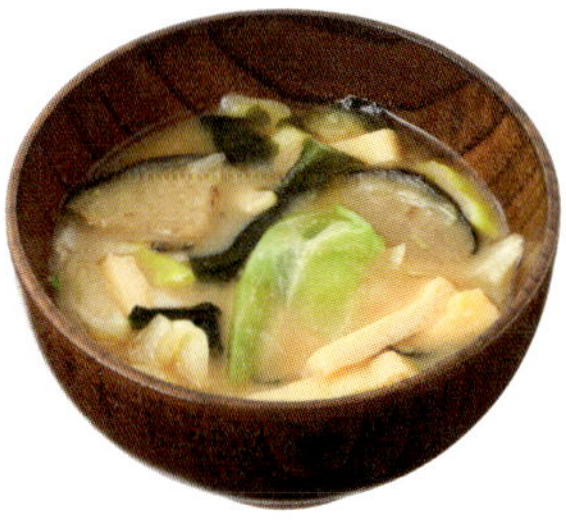

みそ汁

ぜひ具だくさんで。大豆のたんぱく質と食物繊維と発酵食品を一度に摂れる、最強の和食です。

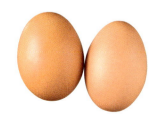

卵

良質なたんぱく質をはじめとする、人の活動に必要なほとんどの栄養素がバランスよく含まれます。

寝る前の油習慣

スプーン一杯のMCTオイルを！

MCT（Medium Chain Triglyceride）オイルをご存じですか？　日本語では中鎖脂肪酸といい、ココナッツやパームなどヤシ科の種子核や母乳に含まれる天然成分。体内ですみやかに吸収&分解され、短い時間でエネルギーに変わります。

私は、寝る前にこれを毎日飲んでいます。すばやくエネルギーに変わるその特性を利用して、脳に蓄積したその日の老廃物を、寝ている間にリセットしたいから。認知症予防につながると考えています。

人の体は、日常、取り込んだ糖質からエネルギーを生成しています（TCAサイクル）。けれど、体にはもうひとつ、飢餓状態のときに発動するケトンサイクルというエネルギー生成の仕組みも備わっていて、MCTオイルを飲むとこれが動き出します。エネルギー生成がよりすみやかに進み、同時に脳に老廃物が蓄積するのを防げるというわけです。翌日、朝から元気に活動する助けとなるでしょう。

エネルギーを短時間に消化できるので、ダイエットにも向いています。メタボリック症候群の予防にもなります。

発酵カシスと一緒に飲んでみて

MCTオイルをそのまま飲むのは抵抗がある……。そんな人は飲み方にひと工夫して。例えば納豆に垂らしたり、ヨーグルトに混ぜてもいいでしょう。MCTオイルはほぼ無臭で、さらさらとしています。納豆やヨーグルトの味は損なわれません。

私は**お湯に発酵カシスと一緒に入れて飲んでいます**。発酵カシスは文字通りの発酵食品。カシスの抗酸化作用は強く、寝る前に飲むと目のまわりが温かくなり、**血流が増えていることが実感できる**ほど。ますます認知症予防に有効なドリンクになります。

先生の寝る前ドリンクおいしいです

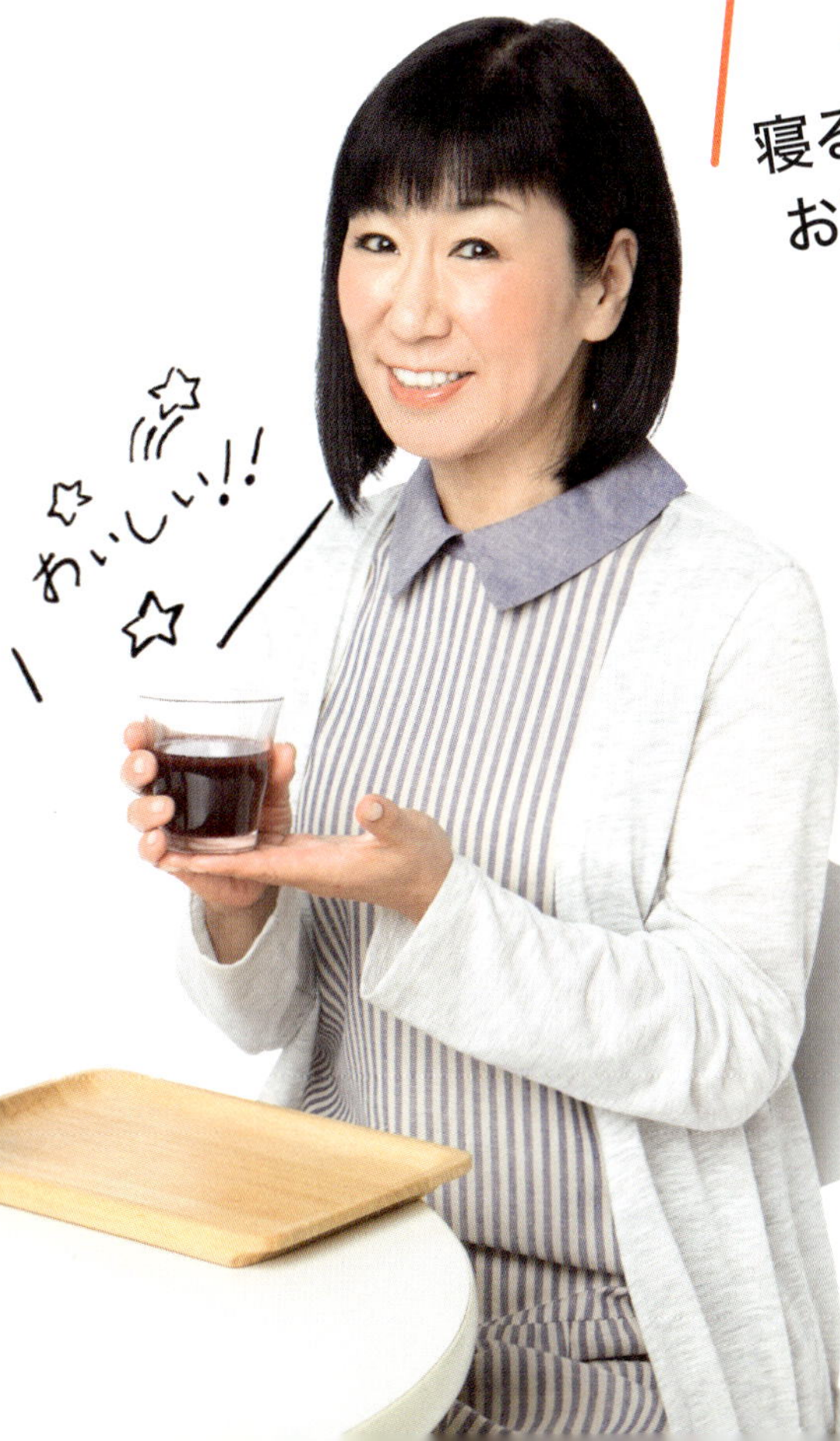

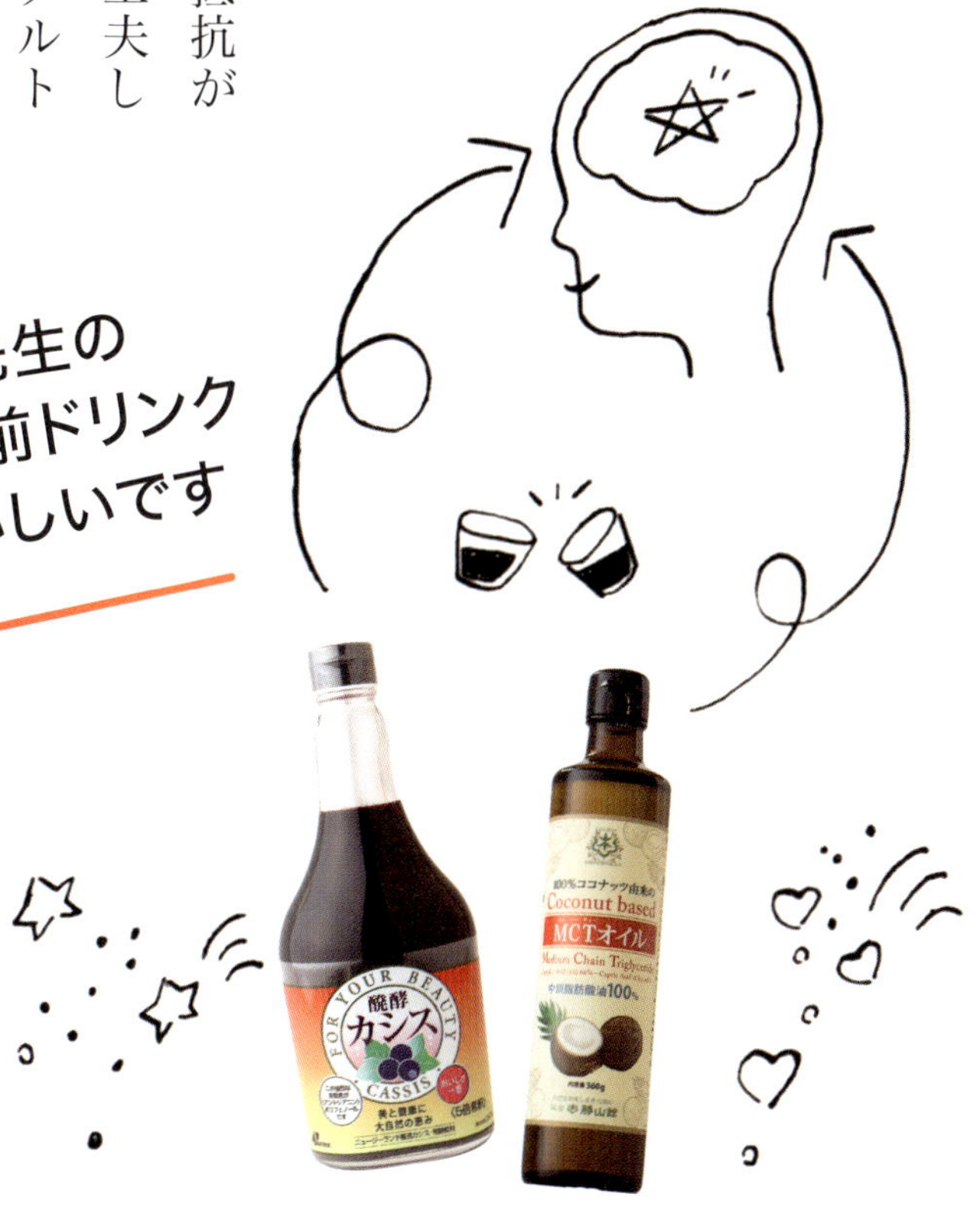

グラスに水またはお湯を入れ、MCTオイルスプーン1杯と発酵カシス適量と混ぜます。ここに腸内の善玉菌を増やす助けになるオリゴ糖を入れても。MCTオイルは、最近では大手スーパーなどでも取り扱っています。

右／仙台勝山館MCTオイル 360g ￥2,380（税込）
㊝勝山ネクステージ　TEL.022-722-3750
左／発酵カシス（飲料）565ml￥2,041（税込）
㊝ジャフマック　TEL.03-3235-5121

いい睡眠のコツ

血流のいい状態で、5時間以上！

年を重ねるほど長く寝ていられなくなるという声をよく聞きますが、睡眠不足は禁物。**睡眠は5時間以上を心がけましょう。**

なぜ5時間以上か？　**脳内に蓄積した1日分の老廃物がウオッシュアウトされるのに5時間かかる**からです。5時間以内だと、アルツハイマー病であれば、アミロイドβペプチドやタウたんぱくなどの異常なたんぱく質が脳内に残ってしまいます。それが蓄積されれば、認知症が進んでしまう危険が。

5時間以内の人と、それ以上寝ている人を比べると、後者の人のほうが発症率が少ないという研究結果もあります。老廃物をウオッシュアウトしようと脳が活動する時間＝睡眠時間を保ちましょう。

睡眠時に血流が良い状態であれば、さらにいうことはありません。P10でお話ししたように、認知症は生活習慣病の終着駅。心筋梗塞や脳卒中と同じ仕組みで発症すると考えられますから、予防のためには血管が健康でなければなりません。第2章でご紹介する「耳たぶ体操」や、前ページの発酵カシスを摂るなどの習慣もぜひ一緒に。

MEMO

寝る前に耳たぶ体操（P36）や、MCTオイルと発酵カシスのドリンク（P19）で血流アップ！

午後10時から午前2時のコアタイムを大切に

5時間以上なら昼間に寝てもいいかというと、そうではありません。コアタイム、またはゴールデンタイムと呼ばれる午後10時から午前2時に睡眠をとりましょう。

これは、筋肉や血液を作るための成長ホルモンがいちばん活発に分泌される時間帯。寝ている間に、脳だけでなく、体はすべての細胞を修復するために動きます。**昼間の5時間とは意味が違ってくるのです。**

そして、その修復には何よりたんぱく質が必要。P16でお話ししたような、高たんぱくの食事を心がけましょう。

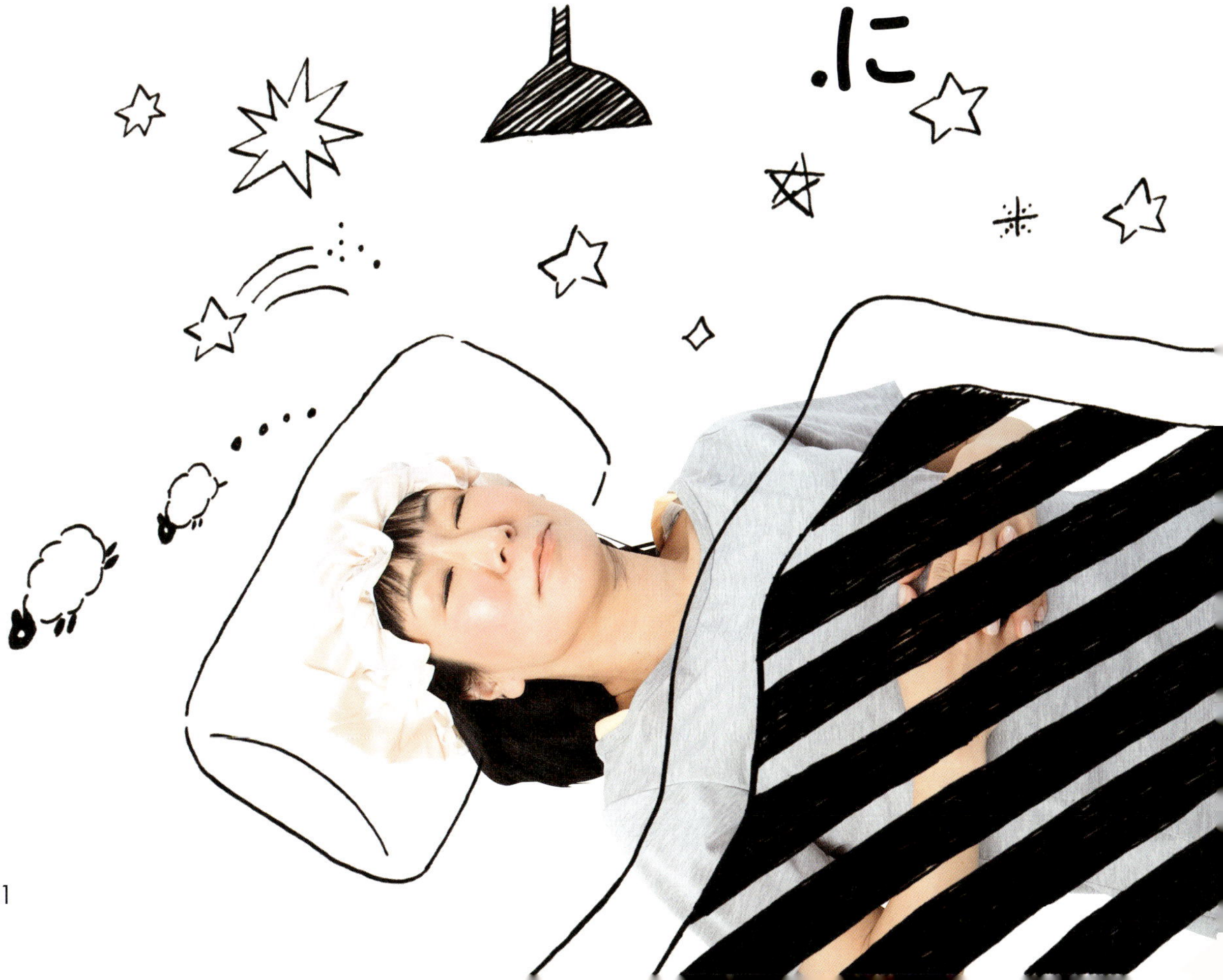

① 考える＋食材選び＋手を動かす＋味わう＝料理

料理は身近で効果的な認知症予防トレーニングです。**メニューを考えることから始まって、買い物時には計算、時間配分や手順、材料が足りないときには代替品も考えます。**

一方、味見をする、食材が焼ける音を聞く、香りを確かめるなど**五感もフルに使います。**

いくつものことを同時に、しかも楽しくやれるのが料理。遂行力を鍛えるにはこれがいちばん！　男性もぜひ積極的に。

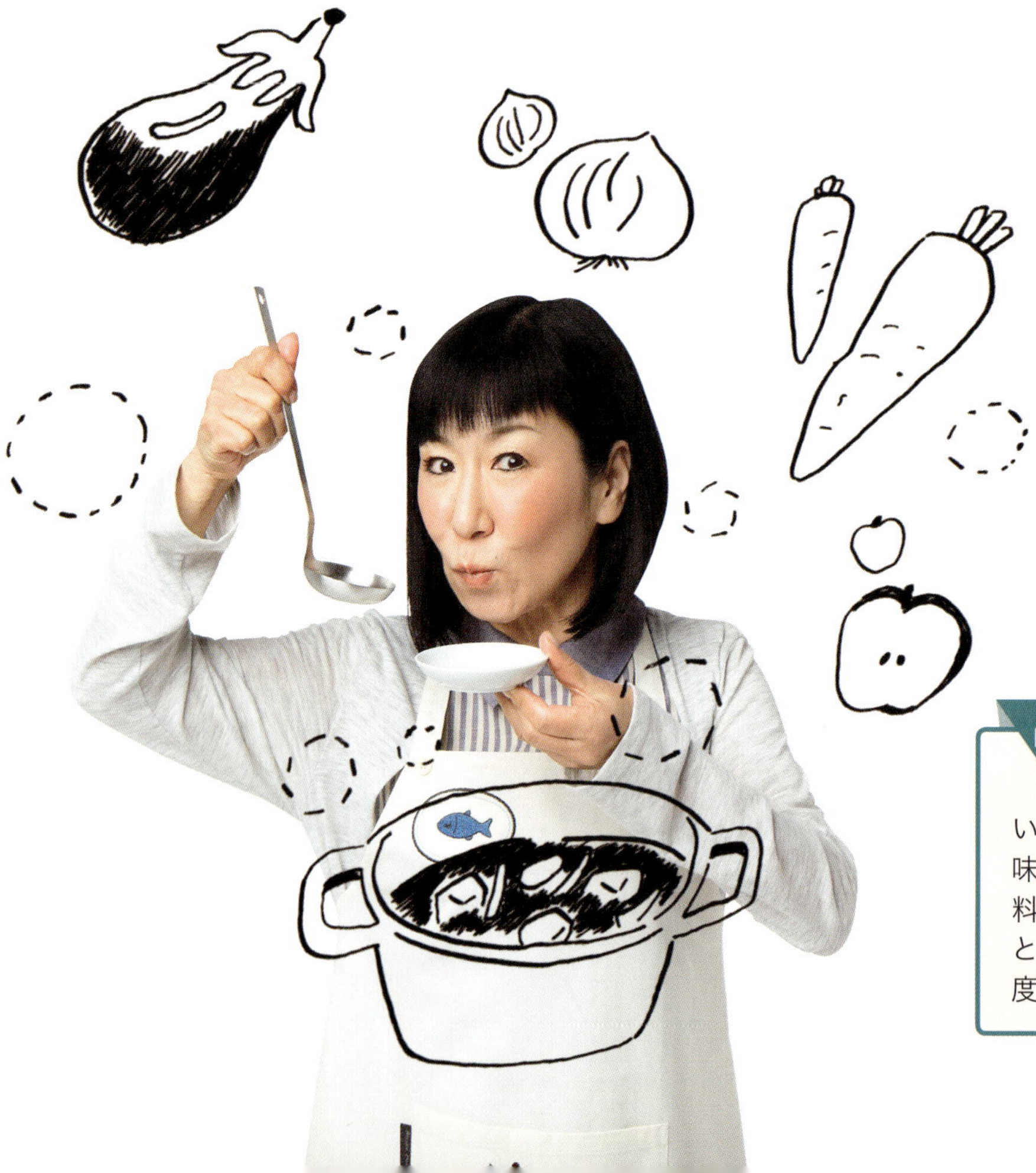

MEMO

いつものメニューの味つけや食材、調味料を変えて“ちょっとズラし”を。予防度がアップします。

2 言葉を選ぶ＋思いやる＋間を読む＝会話

人は、２週間家に閉じこもって孤立した生活を送ると、会話能力がにぶってしまいます。

年齢がいけばなおさら。人とのコミュニケーションは**脳を動かす何よりの薬**であることを覚えておいてください。

その良さは、豊かな感情がともなうことでしょう。まず、心にためたことを外に出すことで楽になれますよね。相手の言葉を聞きながら、同時に次に自分が返す言葉を考え、それがどんなふうに伝わるかも予測する。笑ったり怒ったりすれば表情も変わります。

認知症が進むと、これがうまくいきません。自分の言うことを考えているうちに、相手の話が理解できなくなったりしてしまうのです。人がそばにいなければ植物やペットにでもいい。話しかけて。

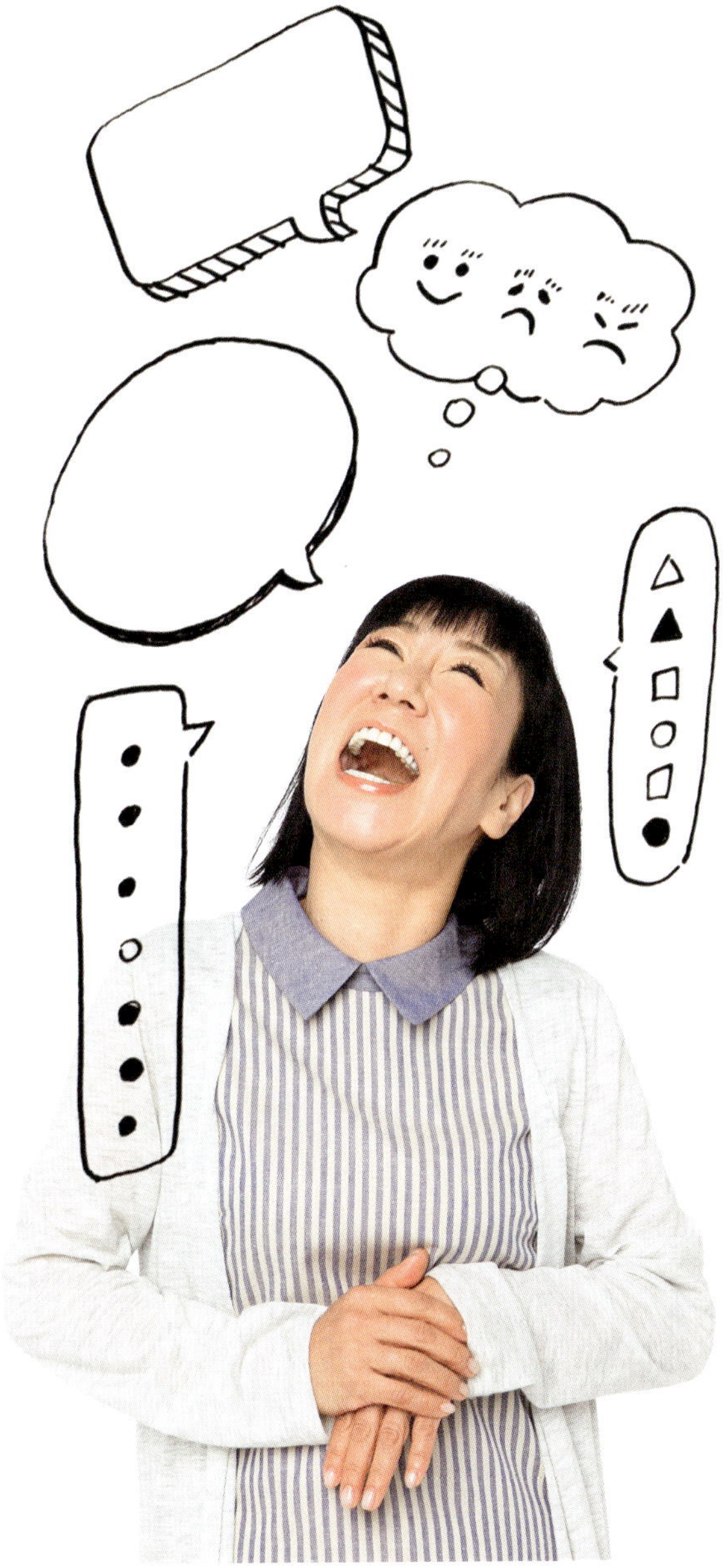

MEMO

今日は笑顔で。明日は口を大きく開けて話すなど、テーマを決めて“ちょっとズラし”をしてみては？

3 歌詞を覚える＋リズムをとる＋声を出す＝歌う

友達とカラオケに行く、家事をしながら、お風呂に浸かりながら鼻歌を歌う……。何でもOK。好きな歌を歌いましょう。

歌うことの素晴らしさは、やはり感情がともなうこと。年配の方なら、なじみのある懐メロから始めるのもいいでしょう。その歌が流行っていた時代を振り返ることで〝喜楽〟の感情が動きます。

ただ、**〝脳は飽きっぽい〟**もの。いつも新しいことを求めるという習性がありますから、カラオケに行くたびに同じ歌を歌い続けるより、**時には新しい曲にチャレンジを。**知らなかった歌詞に触れ、知らなかったリズムを感じてください。

リズムに合わせて手拍子をしたり、体を揺らしたりすればなおよし！

MEMO

今日は演歌、明日は松田聖子…。そんなふうに、日によって歌う曲を"ちょっとズラし"してみるのも手。

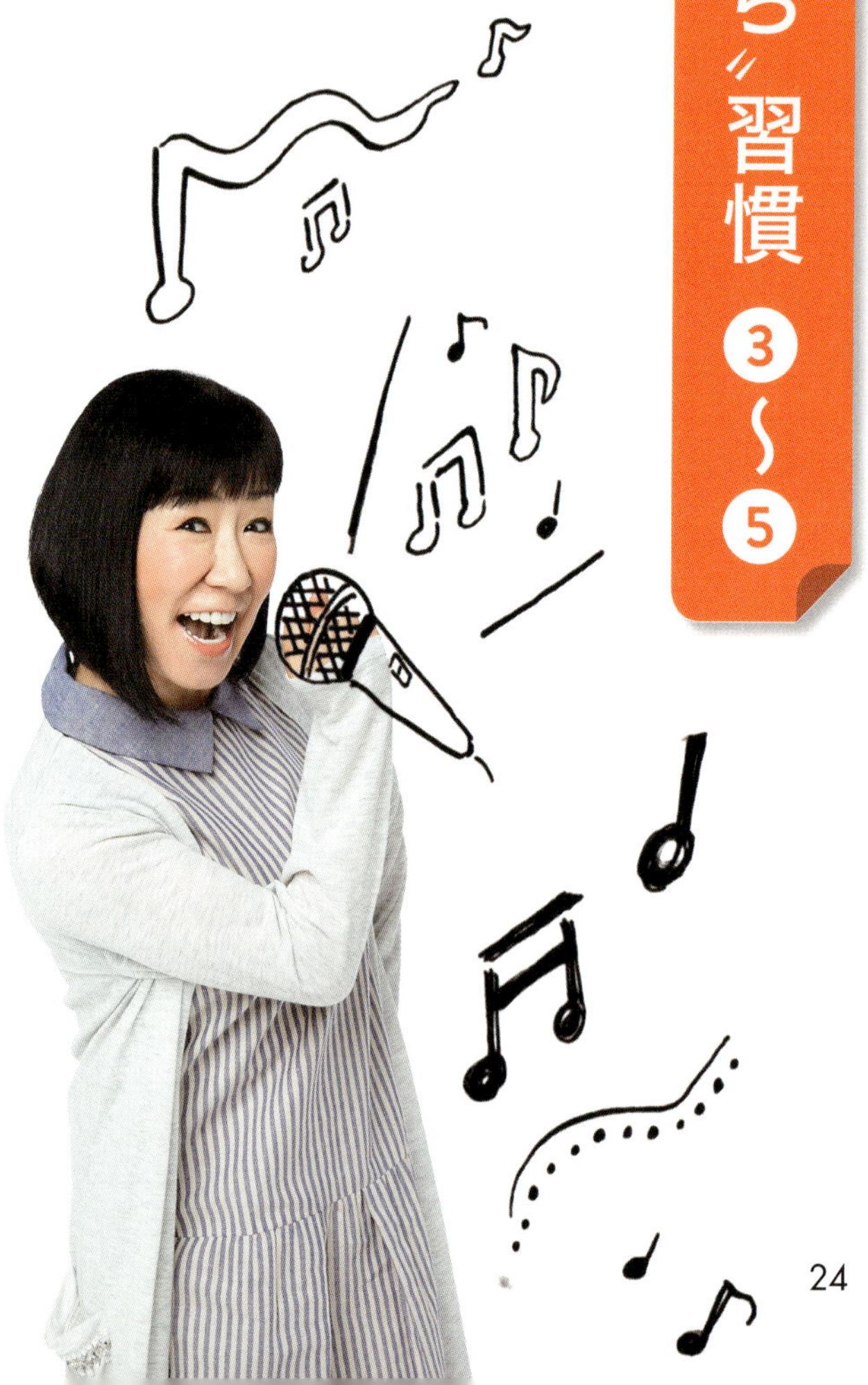

④ 文字を追う＋理解する＋声を出す＝音読

晩ご飯のおかずのレシピ、目にとまった新聞の記事、好きな詩……。好きな言葉や文章を声に出して読みましょう。

家族に聞いてもらったり、**お孫さんがいれば童話の読み聞かせをするのもいい**でしょう。聞いてもらうと、そこに感情が入ります。読んだ内容を相手が喜んでくれれば共感もできて、認知症予防に欠かせない〝喜楽〟が生まれます。幼い頃に読んだことがある物語なら、当時のほんわかとした気持ちを思い出して、**快刺激も湧くはずです。**

MEMO

物語の登場人物の声色を違ったり、抑揚を効かせてみたり。“ちょっとズラし”は音読でもできます。

⑤ 文章を読む＋理解する＋書く＝書き写し

私が**いちばんおすすめするのは新聞のコラムの書き写し**。毎日内容が変わりますから、飽きっぽい脳にはちょうどいい。また、15～20分くらいで終えられます。**脳は疲れやすくもありますから、楽しいうちにやめることも大切**です。

塗り絵もいいでしょう。色が心に訴える力もありますし、形に対する習熟もできます。**俳句**も然り。季語を覚える、広い世界をイメージするなどいい刺激になります。

MEMO

日記より、書き写しを。読んだ文章の意味を一度“頭にためこむ”という行為が認知症予防になります。

6 想像する＋選ぶ＋コーディネートする＝おしゃれ

認知症の症状のひとつに、自分がぼやけてくるということがあります。自分を客観的に感じることができなくなるのです。症状が進むと、鏡に映った自分が誰かが認識できないことも。元気に年を重ねるには、〝自分〟への**意識を強く持つことが必要です。**

MEMO

着たことがない色や形の服を選んだり、髪型を変えてみたり。おしゃれも“ちょっとズラし”を心がけて。

おしゃれをすすめるのは、そんな視点から。鏡の前で、この服は似合うな、ちょっと太ったかな、今日は顔色がいいな……と客観的に自分を見るのはとてもいいことです。**人に見てもらえば、高揚感も湧きます。**同時に血流もよくなるはず。

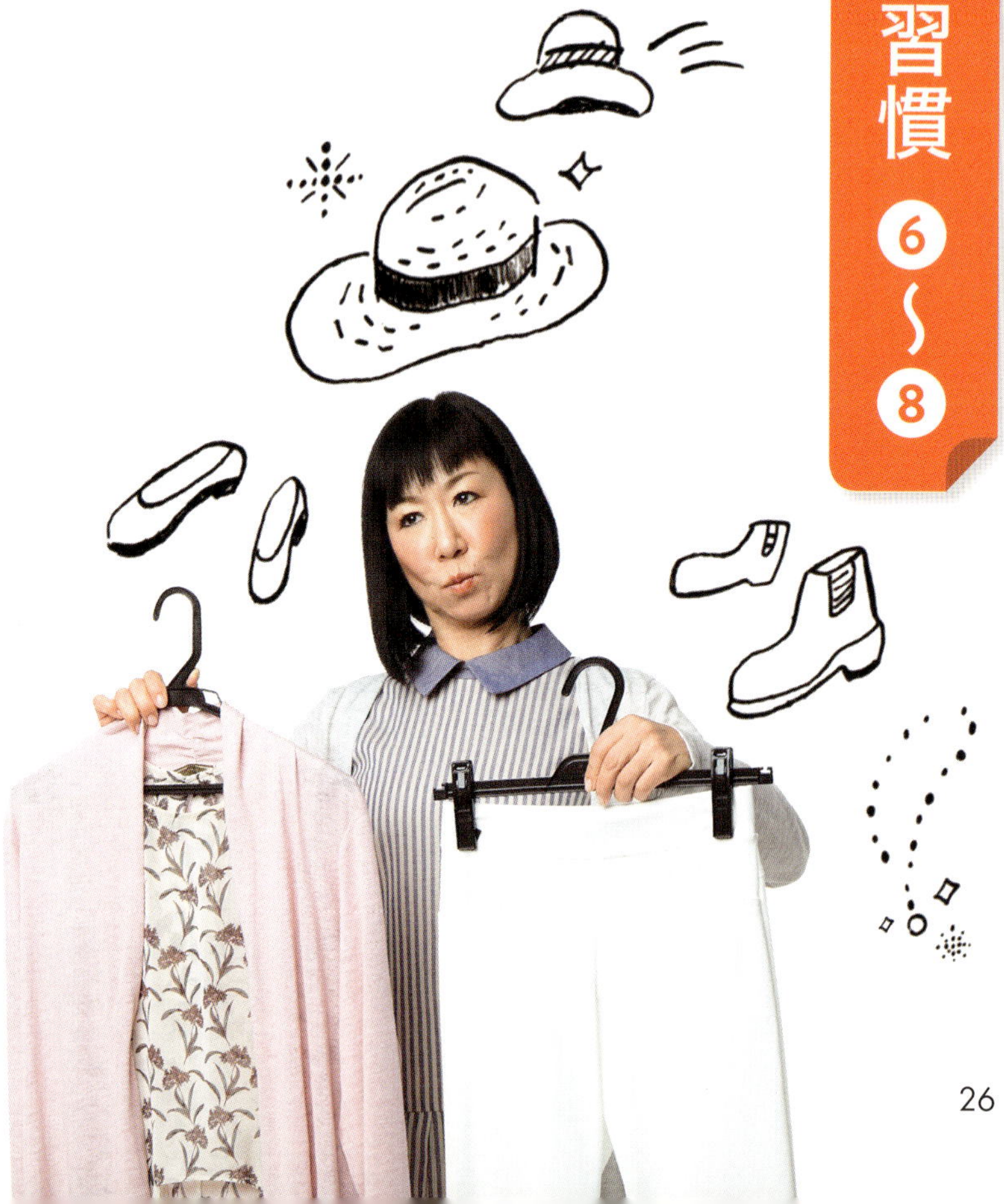

7 愛する＋守る＋助ける＝ペットを飼う

〝喜楽〟、すなわち豊かな愛情こそ、人生の糧です。年を重ねると、子どもたちが独立するなどして家族が減るケースも多いもの。愛情を注げるペットを家族の一員にするのもいいことです。

ただ、気持ちを打ち明ける相手が動物だけになってはいけません。世話のために旅行を取りやめたり、家から出なくなったりしては本末転倒。人に会うことも忘れないで。

MEMO

犬との散歩は“ながら”習慣がより増えていいですね。ペットの飼い主同士で交流しても。

8 歩く＋足元に気を配る＋景色を見る＝散歩

1日30分歩かなくちゃ！　そんなふうに考える必要はありません。5分、10分の細切れでもかまいません。大きく手を振って、元気に歩けばいいんです。認知症予防に大切な血流もよくなります。

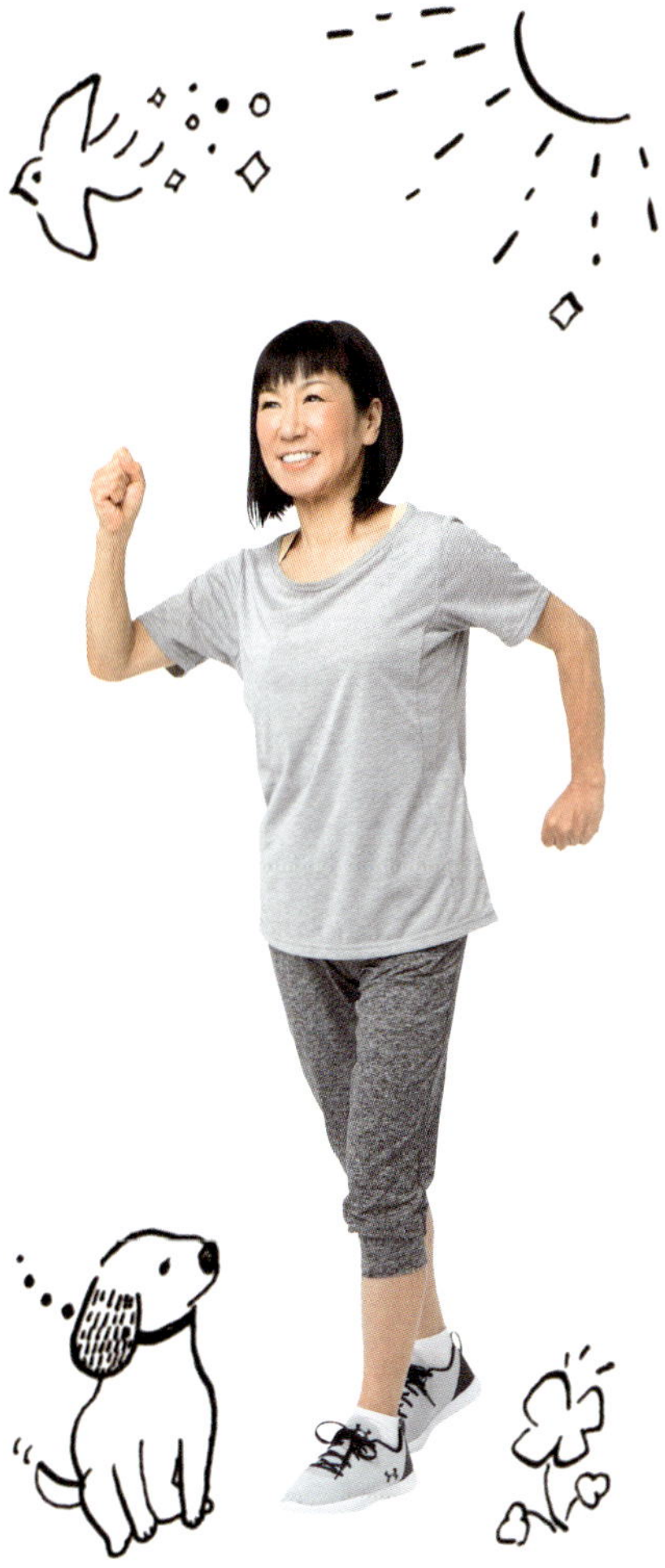

MEMO

いつもと違う道を歩く。逆方向に歩いてみる……。散歩にも“ちょっとズラし”を取り入れてみて。

こんな暮らしはNG

一歩も外へ出ない日が多い

いちばんいけないのは、家に閉じこもること。頭にも体にも刺激がないため、会話力や遂行力がにぶるだけでなく、〝喜楽〟の感情も動かなくなってしまいます。脳は常に新しいことを求めています。たとえ10分でも散歩に出るなど行動を起こして。

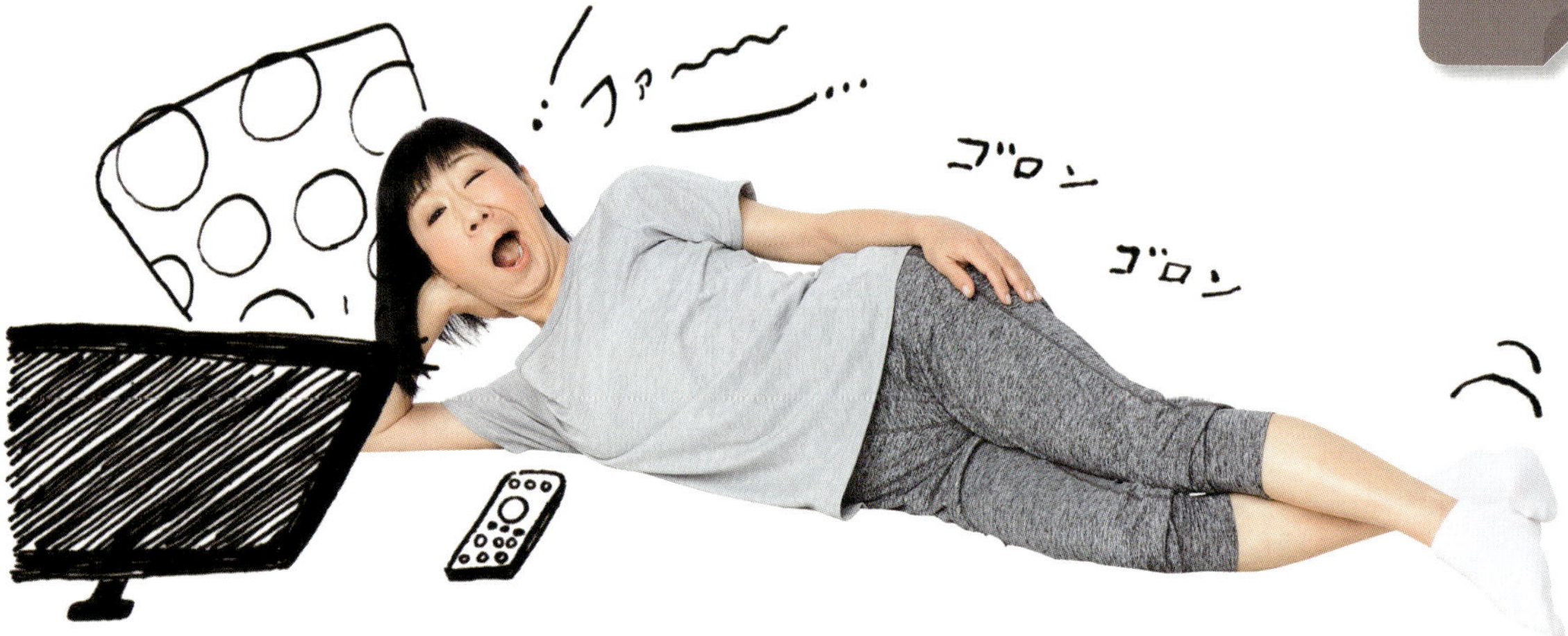

用がなければ誰とも話さない

すべての基本は人とのコミュニケーションです。会話の中にたくさんの〝ながら〟行為が含まれていることはP23の通り。今日は誰とも話をしていないなと気づいたら、家族や友人に電話をするなど、少しでも誰かと言葉を交わしましょう。

時間があると　テレビばっかり　見ている

テレビからの情報は一方的。頼り切ってしまうのはよくありません。能動的な刺激のあるラジオに替えてみましょう。ラジオなら、音から自然に映像を想像しますから、脳の活性化につながります。

化粧も着替えも　めんどくさい

脳は本来〝新しいこと〟と〝変化〟が好き。めんどうくさいと思うのは、脳のエネルギーが不足しているからです。この本で紹介している生活習慣や体操を実践してエネルギーを蓄え、鏡の前に立ってみて。

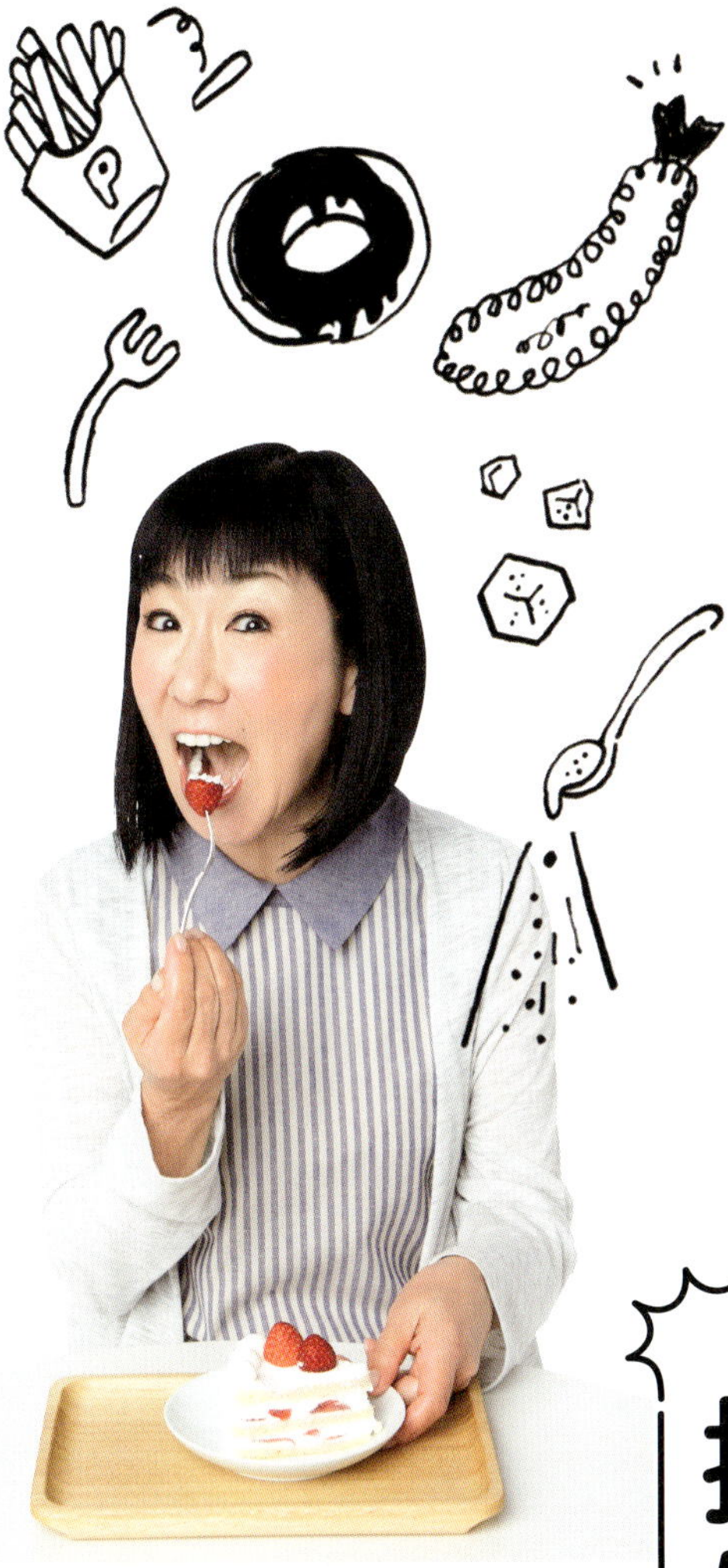

甘いものと　揚げ物が大好き

認知症は脳の糖尿病。糖質より、体の細胞を新しくするたんぱく質を十分摂ることを心がけましょう。おすすめの食材はP17で紹介しています。

column 1

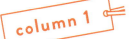

私は、こんな食事をしています

脳は食事から取り込んだ栄養の20%を消費しますから、エネルギーが必要です。ただ、年を重ねると代謝が悪くなり、若い頃のようにその糖をうまく利用できなくなります。認知症が第三の、脳の糖尿病と言われるのはそのためです。

私は下のような食生活で糖質を抑えています。

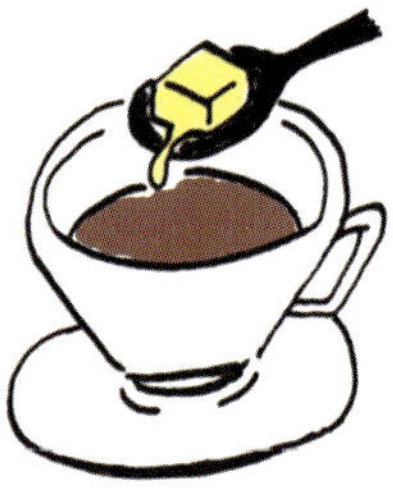

朝 バターコーヒーだけ

以前は朝食にご飯を食べていましたが、やめました。

今は、淹れたてのコーヒーにバターを20gほど入れて飲んでいます。バターには短鎖脂肪酸が豊富。

満腹感を持続してくれますから肥満予防にもなります。

昼 ナッツを30～50g

仕事の合間や、拠点の京都から東京に移動する新幹線の中でナッツを食べます。夕方までほとんど空腹感はありません。

ナッツは不足しがちな栄養素が豊富。

例えばアーモンドなら、食物繊維や鉄分、ビタミンE、話題のオメガ3も！

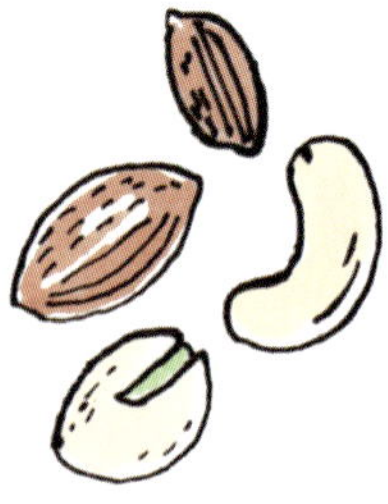

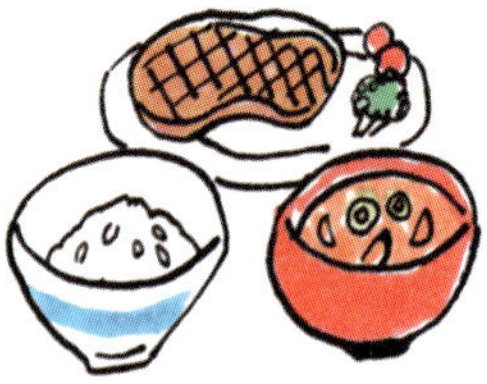

夜 茶碗半分のご飯と肉、野菜

朝昼の食事を抜いても、夕飯をたくさん食べることはしません。

バランスのいい和食を腹八分目にいただきます。

たんぱく質はしっかりと、肉なら赤身を必ず食べます。

あとは低糖質、高必須脂肪酸、高ビタミンであること。

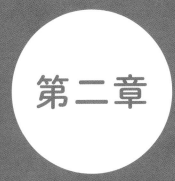

第二章

いつでもどこでも、
何度でも!

「ながら呼吸」と「耳たぶ体操」

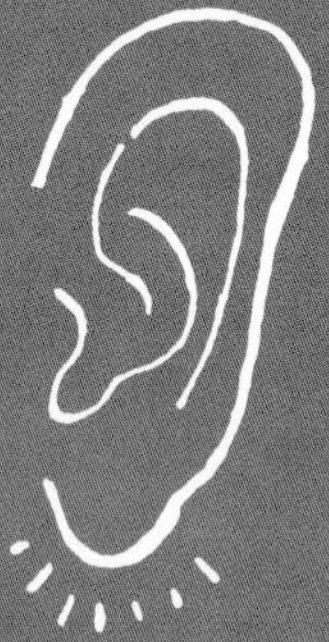

認知症予防の大きな柱のひとつは、
血流をよくすること。
血管を健康に保つ、
２つのことを実践しましょう。
例えば、寝る前に深呼吸。
家事の合間に耳たぶをひっぱる。
〝○○しながら〟できる、
簡単習慣のすすめです。

「脳の血流アップで発症予防」

これから紹介する「ながら呼吸」と「耳たぶ体操」は、認知症予防の大きな柱のひとつである血流の改善に役立つメソッドです。

まず、なぜ血流をよくすることが必要なのかをもう一度お話ししましょう。

認知症は症状によりアルツハイマー型認知症、脳血管性認知症、レビー小体型認知症、その他の認知症に分類されますが、多くの方が罹患するのは前者2つ。その発症に血管の老化が関係していると考えられるからです。

血管の老化というと、高血圧や高血糖、脂質異常症など、いわゆるメタボリック症候群が引き起こす心臓病や脳卒中を思い浮かべがちですが、認知症もまた然り。実際、高血圧や高血糖の人が認知症になるリスクは、2倍にもなると言われています。

では具体的に血管が老化すると、脳にどう影響するのでしょうか？　脳のエネルギーのもとになる栄養素（ブドウ糖やケトン体）が十分に供給されなくなります。つまり、生命活動に不可欠であるエネルギー（ATP＝アデノシン3リン酸）を自力で作ることができなくなってしまうのです。これが認知症の危険信号。

「いつでもどこでもやりましょう」

脳は全身のエネルギーのうち、約20%を使う臓器。エネルギー不足が脳に与える影響の大きさがわかりますよね。

ATPが作れなくなるということは、また、**アミロイドβペプチドや老廃物を排除できなくなる**ということでもあります。

アルツハイマー型の認知症になる人は、早い人では40代から脳内にアミロイドβペプチドという異常なたんぱく質が蓄積し始めますが（P10）、これは脳の神経細胞にとっては毒のようなもの。若い頃は、これを自力で無毒化したり排除したりできますが、年齢とともに力が衰える……。すると認知症発症の原因のひとつであるアミロイドβペプチドが脳に蓄積していく一方になってしまうのです。

そんな背景から生まれたのが、血流改善のための「ながら呼吸」と「耳たぶ体操」。わざわざ遠くへ出かけて行ったり、特別な道具をそろえる必要はありません。**気づいたときにいつでもどこでも気軽にできますから、習慣にしやすい**でしょう。

私も1日に何度もやっています。朝、仕事中、お昼休み、寝る前……。実践するとすぐに効果を実感できますよ。

ながら呼吸

呼吸を司っているのは自律神経。息を吸うときには交感神経が優位になり、体はどちらかというと戦闘モードに。心身が緊張しているため血液は筋肉に集中します。

一方、吐くときには副交感神経が優位に。緊張がゆるみ、滞った血行が促されるのがこのタイミングです。**人はストレス過多になると緊張状態が続き、いつの間にか「大きく吐く」ことをおろそかにしてしまいがち。**1日に何度か「ながら呼吸」をして自分をほぐし、血流をアップするクセをつけましょう。リンゴさんのように、トライ！

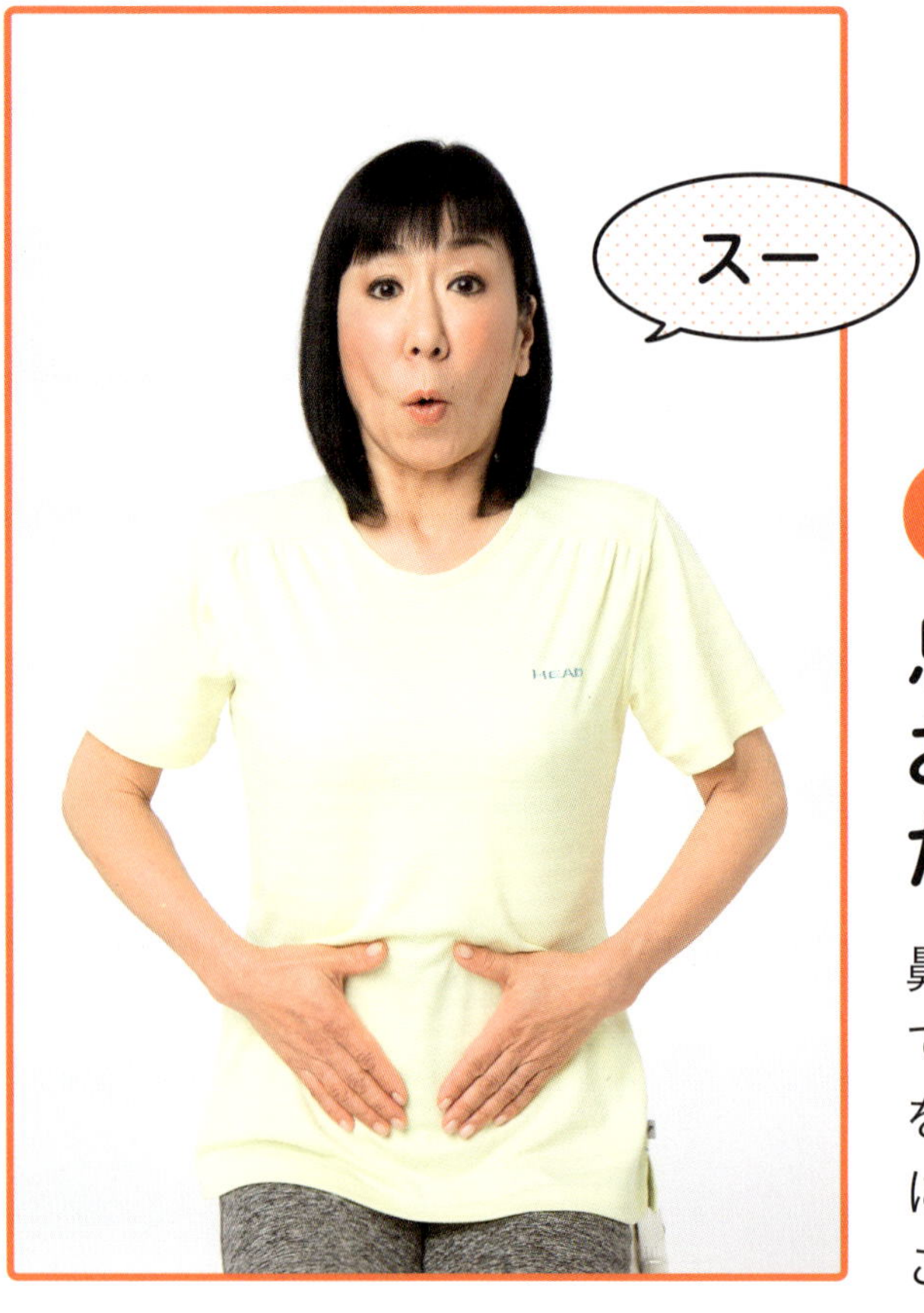

1

息を吸ってお腹いっぱいためる

鼻から息を5秒間かけて吸います。お腹に手を当てて、空気がお腹に入って膨らんでいることを確かめて。

② お腹がへこみ切るまで息を吐く

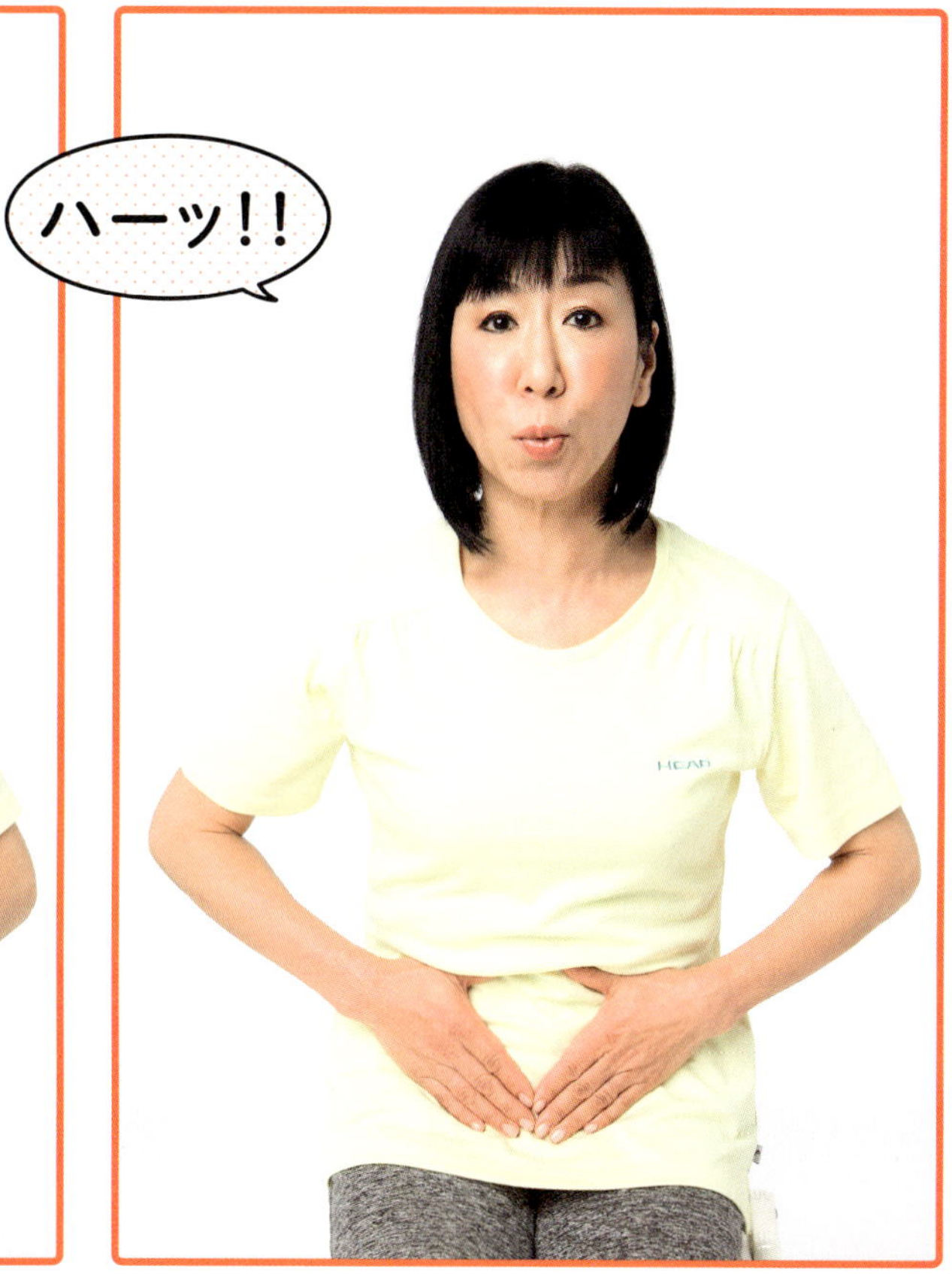

口から息を7秒間かけてゆっくりと吐きましょう。大切なのは〝吐き切る〟こと。お腹がへこむのを感じてください。

③ 5秒くらい息を止める(×5回)

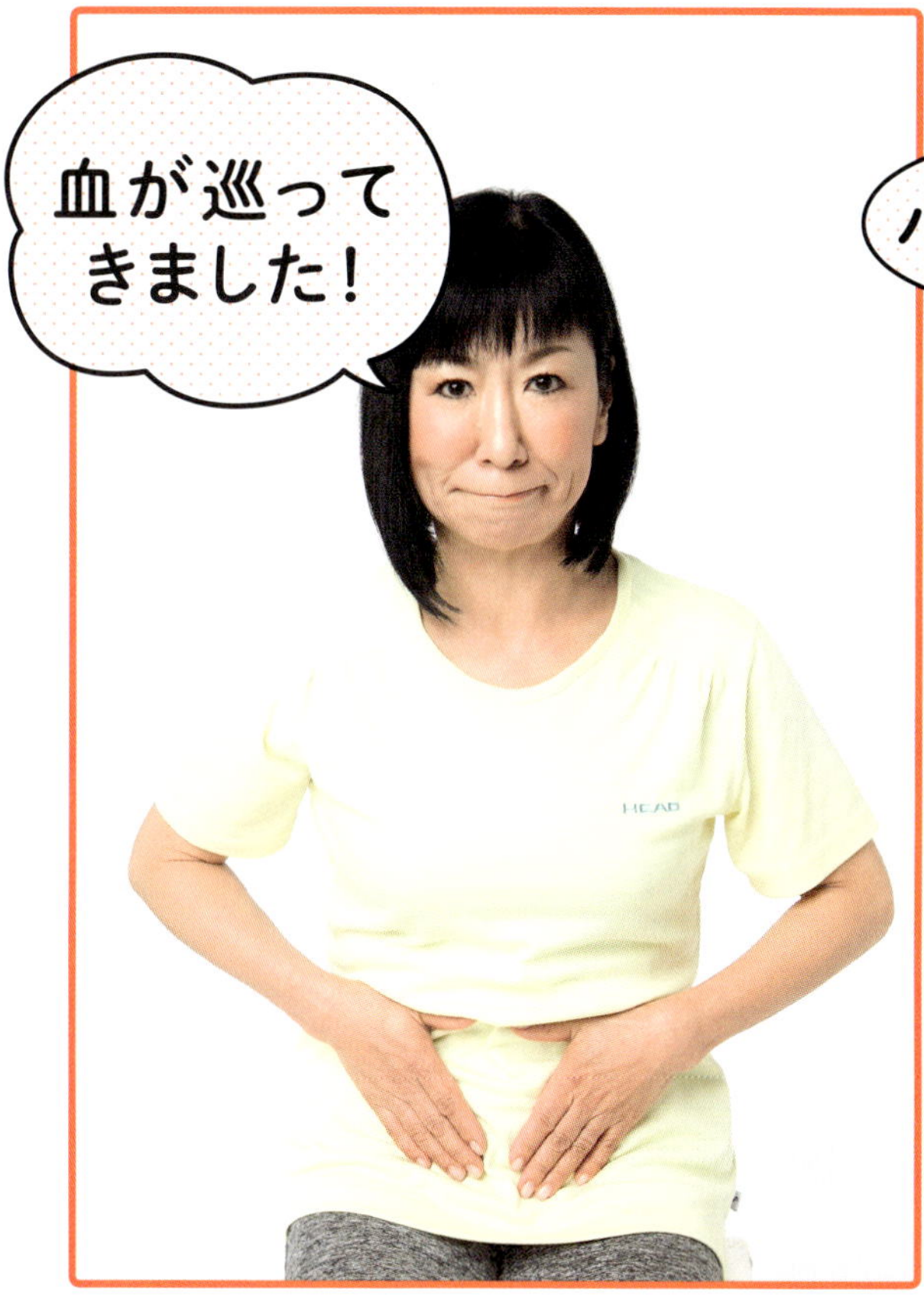

息を吐き切ったら、そのまま少しキープ。また息を吸うところから、①〜③をくり返します。体全体がぽかぽかしてきましたか?

耳たぶ体操

耳への刺激は脳の血流をアップし、認知症の予防にとても効果的です。手で両耳たぶを持って、回したり押したりしながら、耳全体を揉みほぐすだけ。とても簡単な上、短時間ですむのがうれしいところです。

私は、**朝起きたときや仕事の合間、移動のすき間時間、寝る前にもやっています。**朝は1日の活動を始める前のウオーミングアップ感覚で。寝る前は、P19で紹介した「MCTオイル&発酵カシスのお休みドリンク」を飲むのと一緒にするのが日課です。そうして、寝る前に、脳内に蓄積したその日の老廃物をリセットするエネルギーをチャージしています。

血流をよりアップさせるコツは、耳たぶの先の柔らかい部分だけでなく、後ろ側や耳の穴の手前にある膨らみ（耳珠《じじゅ》）まで含めて、全体を押すこと。押していると痛みを感じる場所があるはずですから、無理のない程度に、けれどそこをしっかりとほぐしましょう。

耳たぶ体操は、中医学の視点から言っても効果的です。頭痛を緩和し自律神経を整える神門、ダイエットに作用する飢点、眼精疲労を回復させる眼点、胃の働きを活性化する胃点など、たくさんのツボを一緒に刺激することができますから、日常的な体調改善にもつながります。

耳たぶ体操 1

耳押し

1 耳を後ろから折りたたんで押す

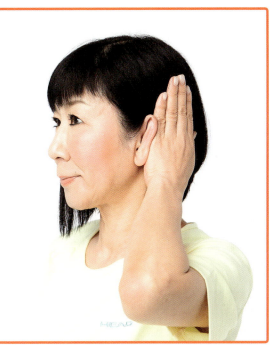

手のひらを広げて耳の後ろに当て、後ろから前方向に耳全体をたたみます。両耳同時にやってみましょう。

▼

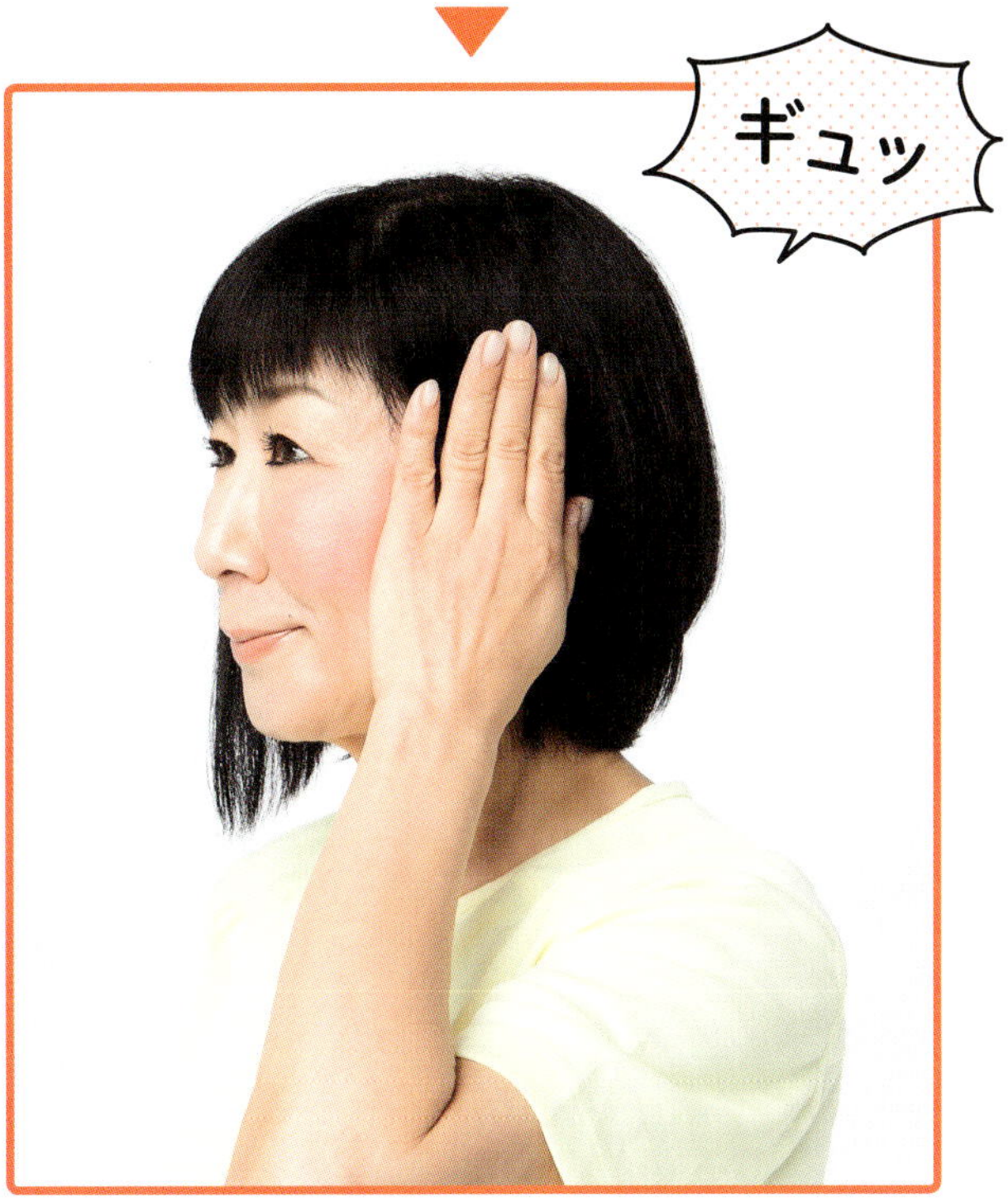

手のひら全体で押さえるようにして、耳をたたんだ状態を3～5秒間キープ。目の周りがほかほかしてくるはず。

耳たぶ体操
1

耳押し

2 耳を上から折りたたんで押す

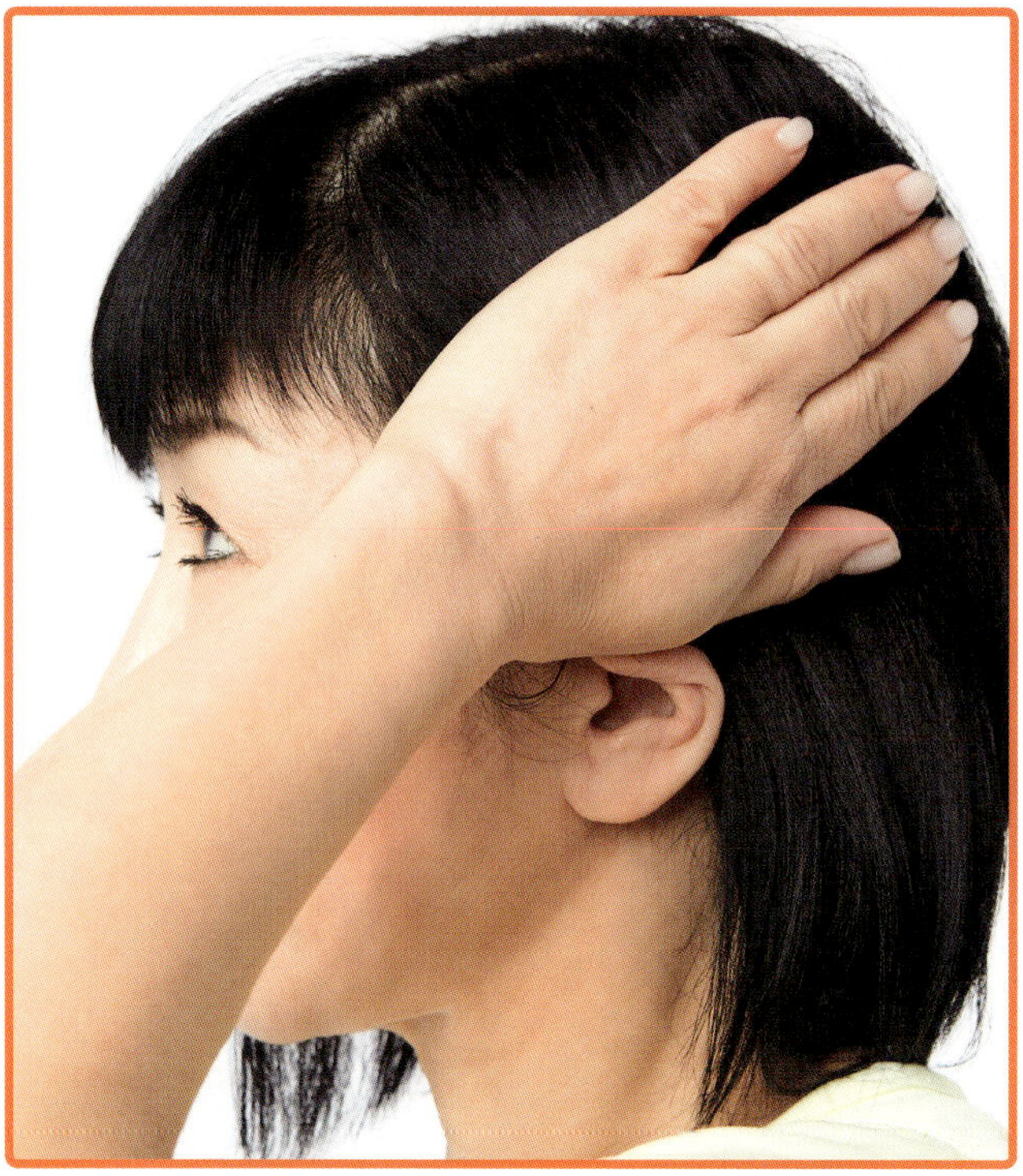

次はたたむ方向を変えて。手のひらを広げて耳の上に当て、上から下方向に耳をたたみます。

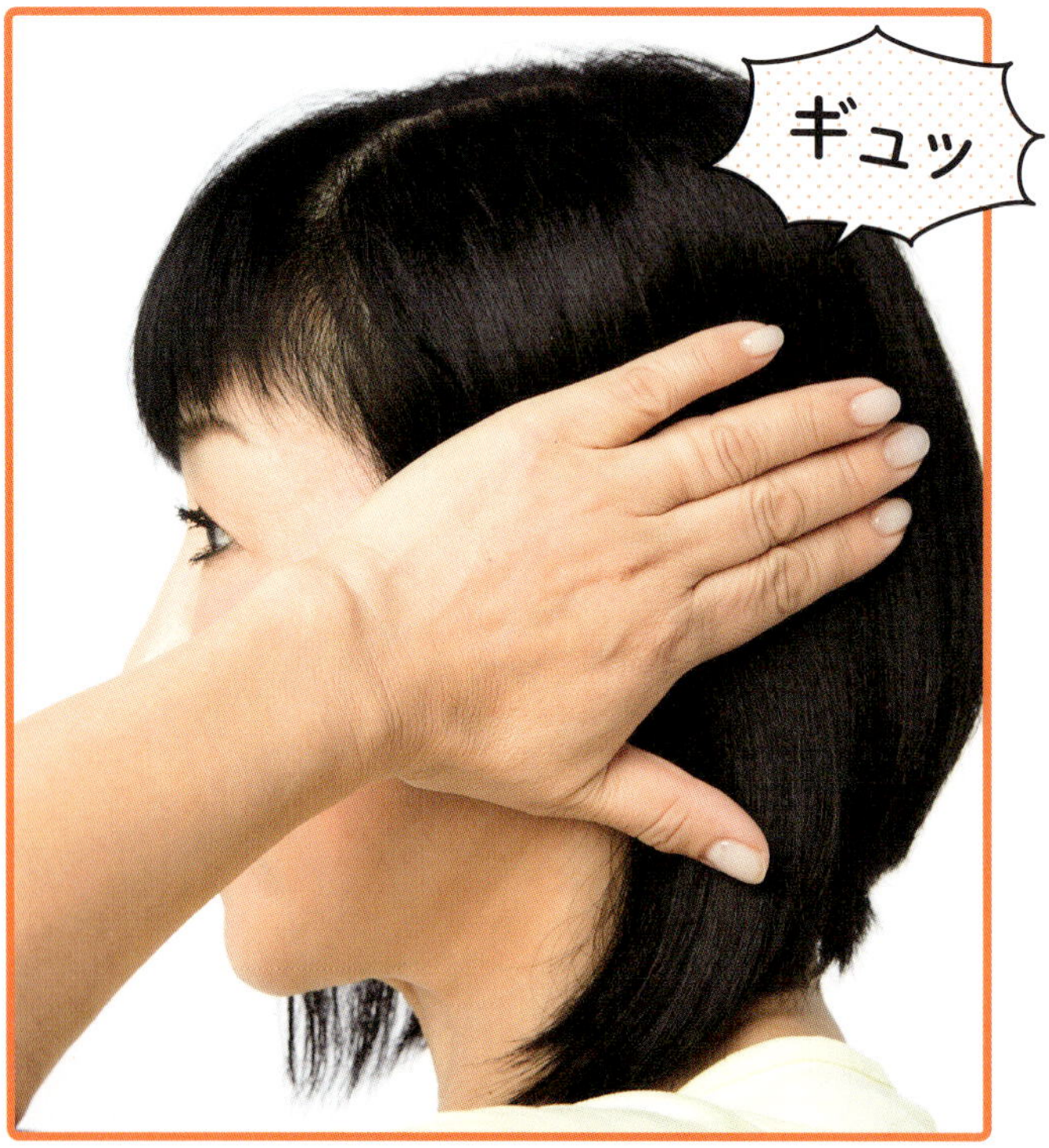

耳をたたんだ状態を3〜5秒間キープ。耳を軽く頭部に押し付けるようにするといいでしょう。

3 耳を下から折りたたんで押す

さらにたたむ方向を変えます。手のひらを広げて耳の下に当て、下から上方向にたたみます。

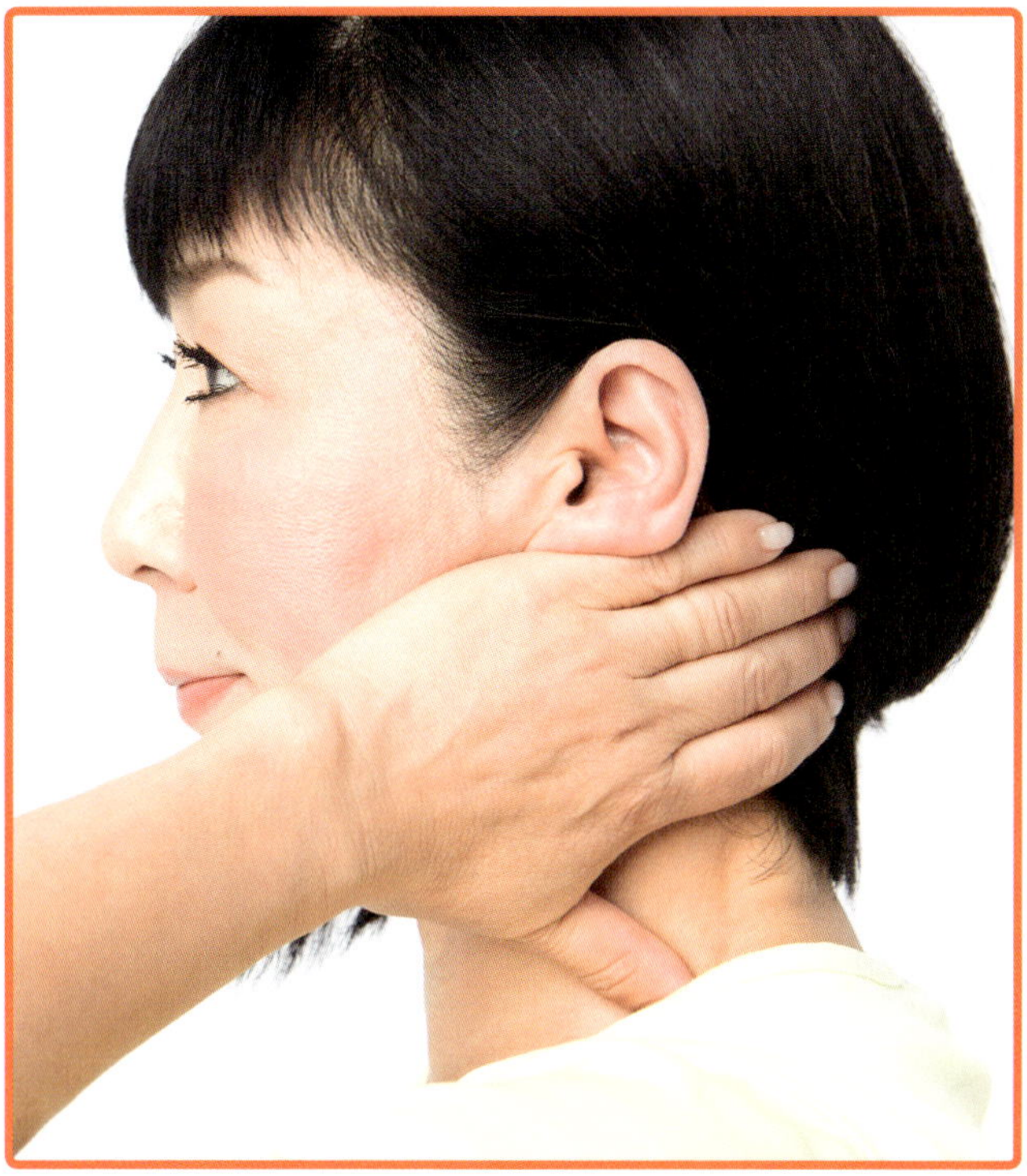

手のひらで耳を押して、折りたたんだ状態を3〜5秒間キープ。手のひらを放すと血流アップが感じられます。

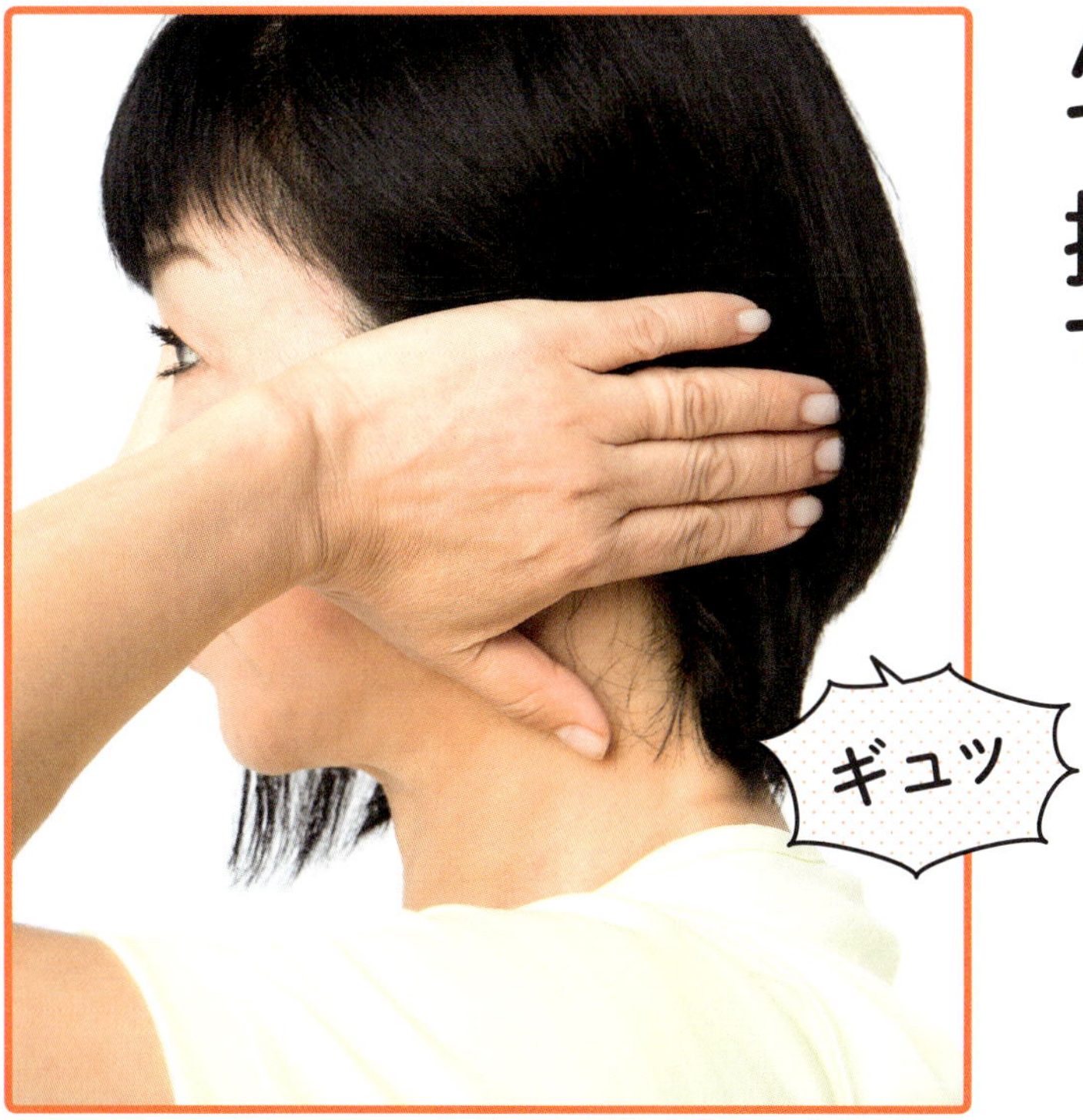

耳たぶ体操 2

耳まわし

1 耳を軽く引っぱって持つ

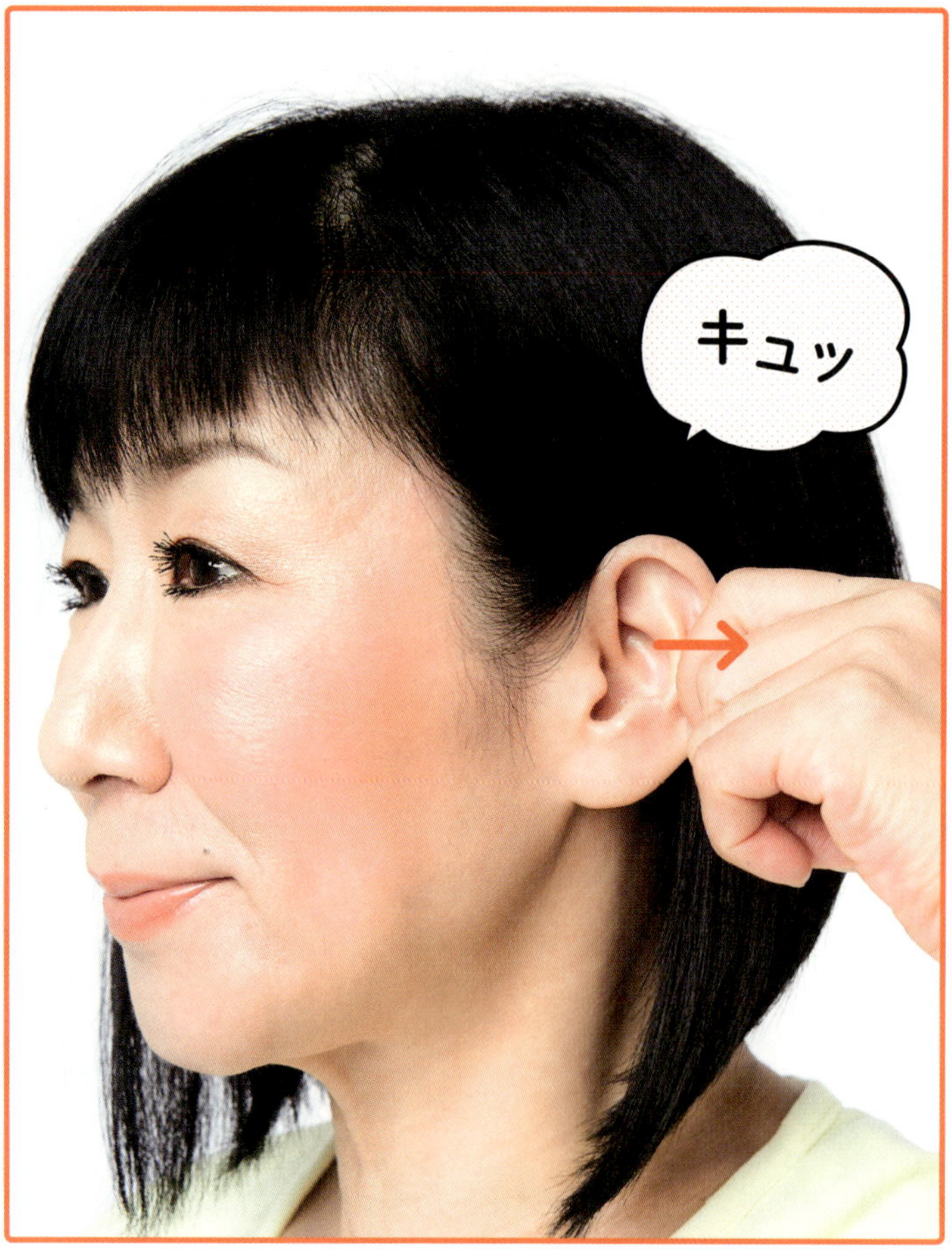

親指と人差し指で耳を持ち、外側に向かって軽く引っぱって数秒キープします。

2 上から下へ引っぱりながら回す

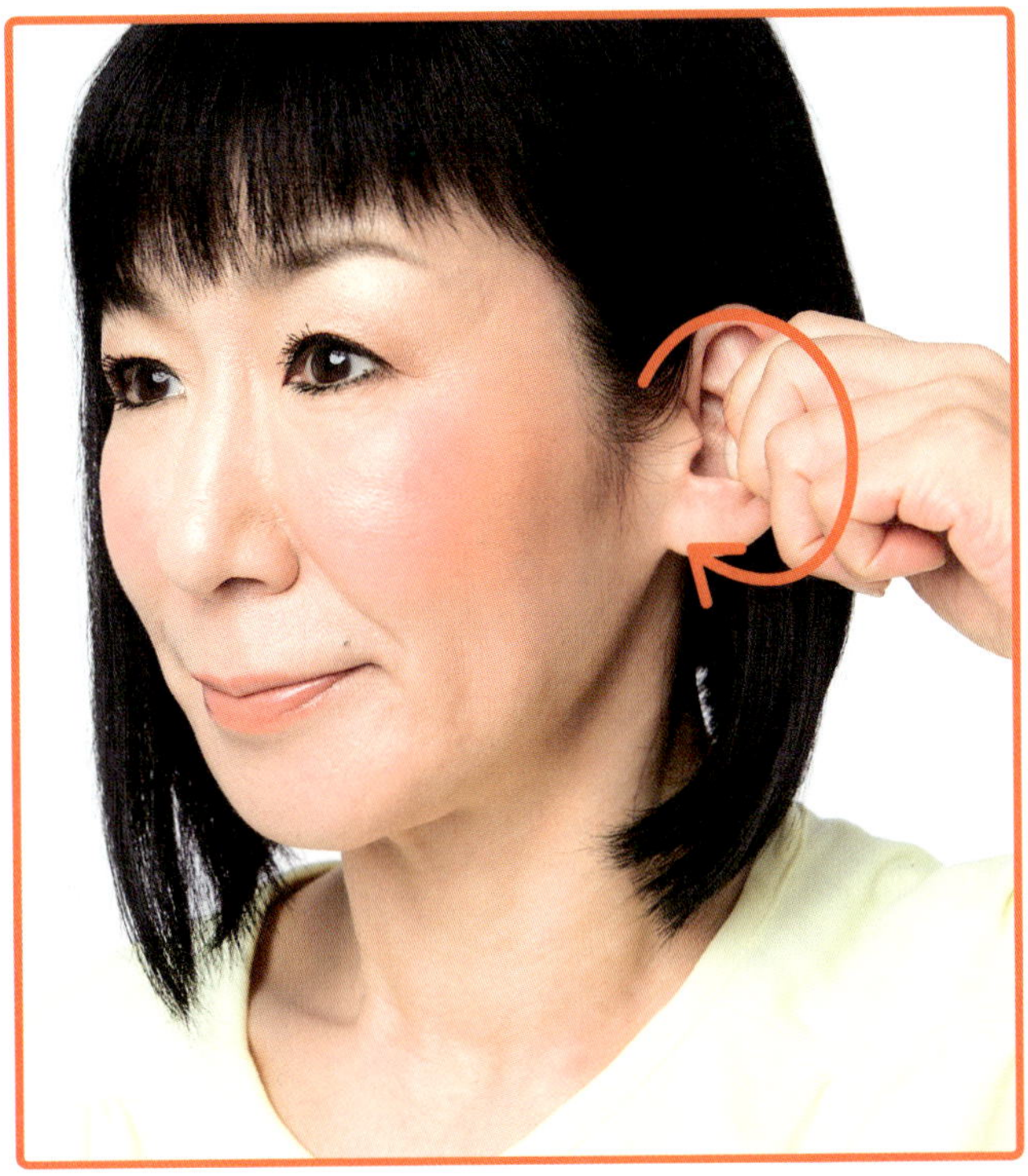

親指と人差し指で持った耳たぶを、上から下方向にぐるりと回します。同じ方向に数回回してみましょう。

3 下から上へ引っぱりながら回す

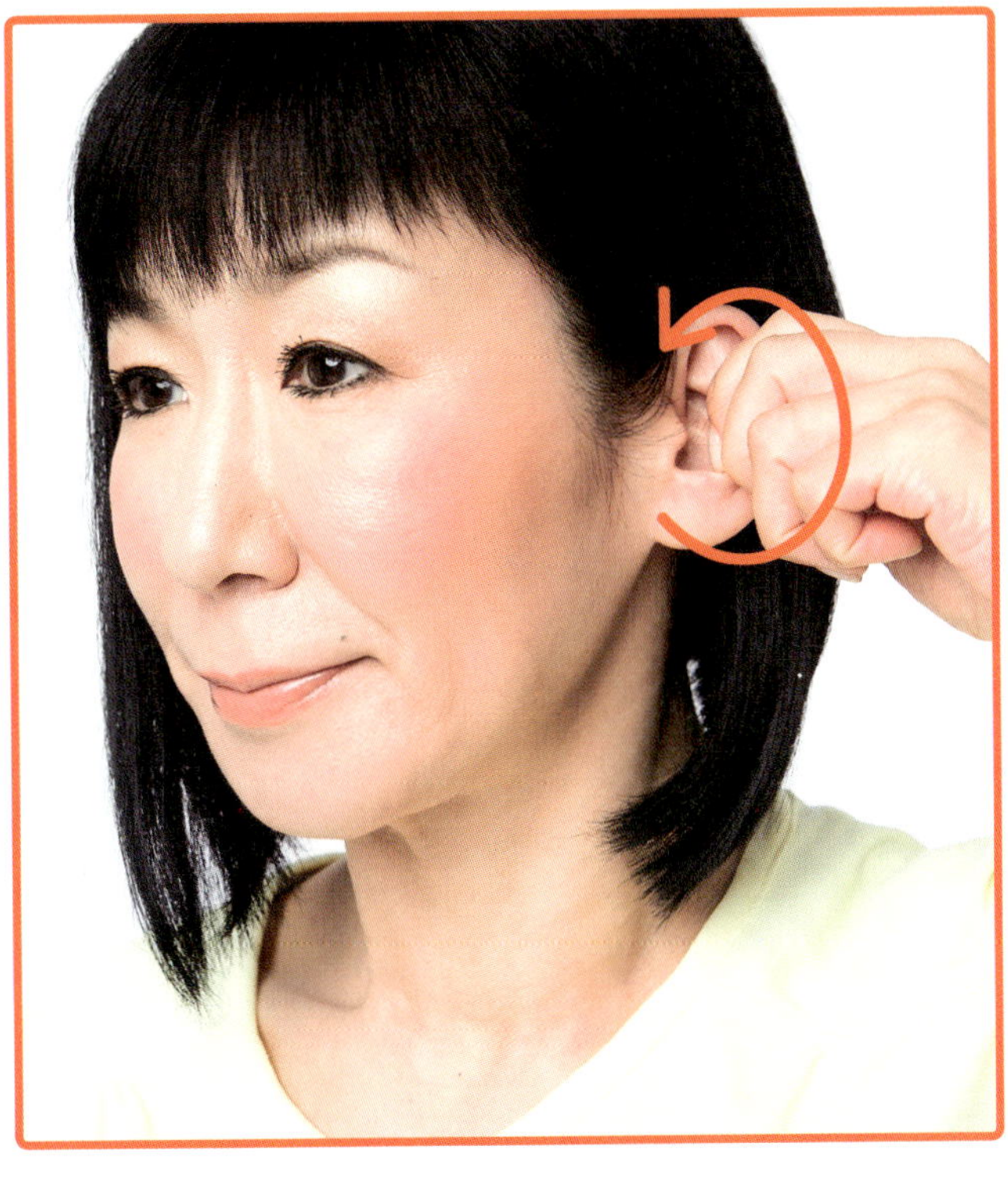

今度は②と逆方向に。下から上に向かってぐるりと回します。数回続けて回したら手を放します。

耳たぶ体操
3

耳もみ

耳たぶ全体をもみもみする

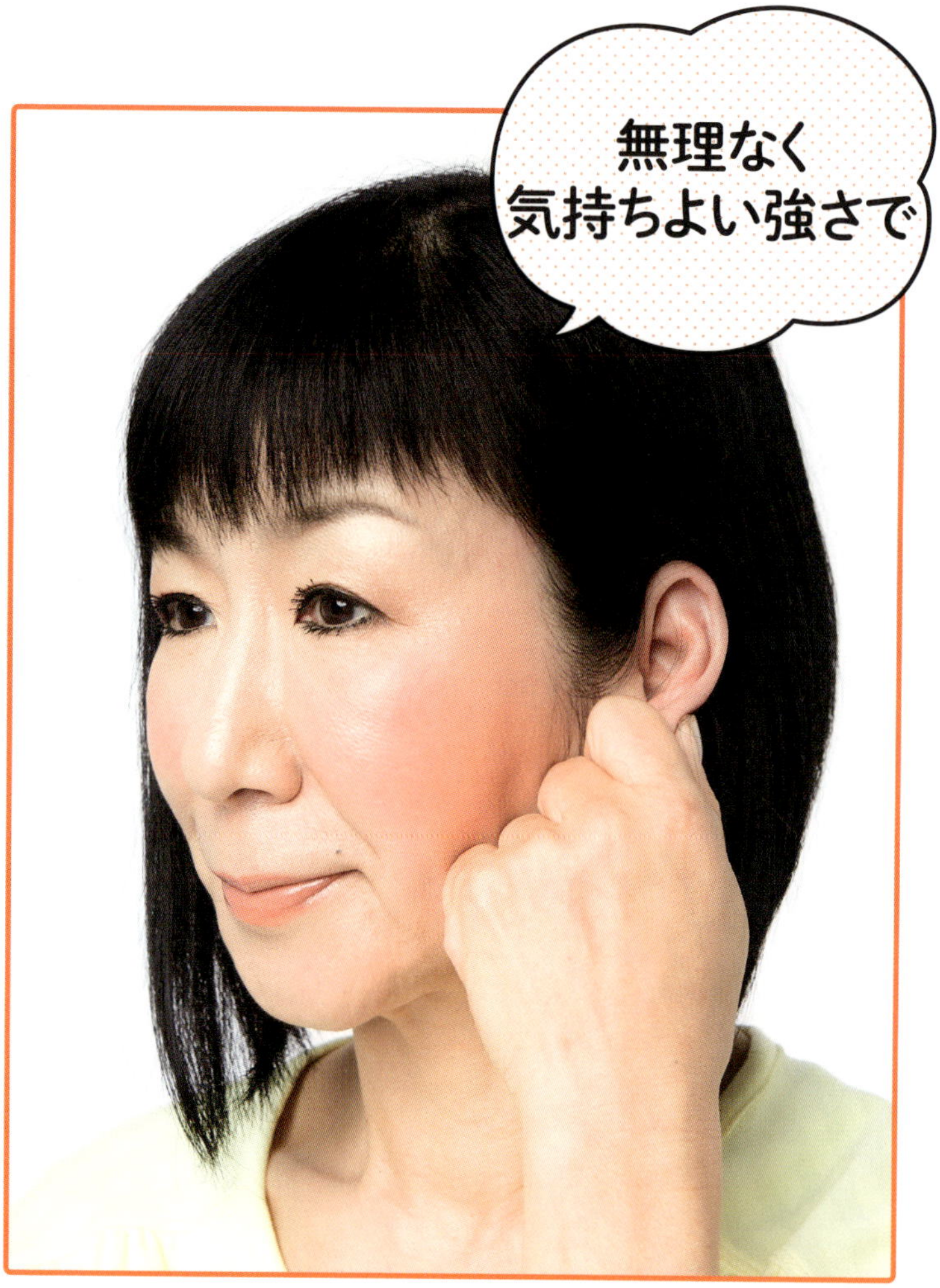

親指と人差し指で耳たぶをもみます。指をずらして痛みを感じる場所が見つかったら、そこを重点的にもむといいでしょう。

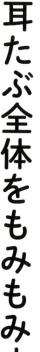

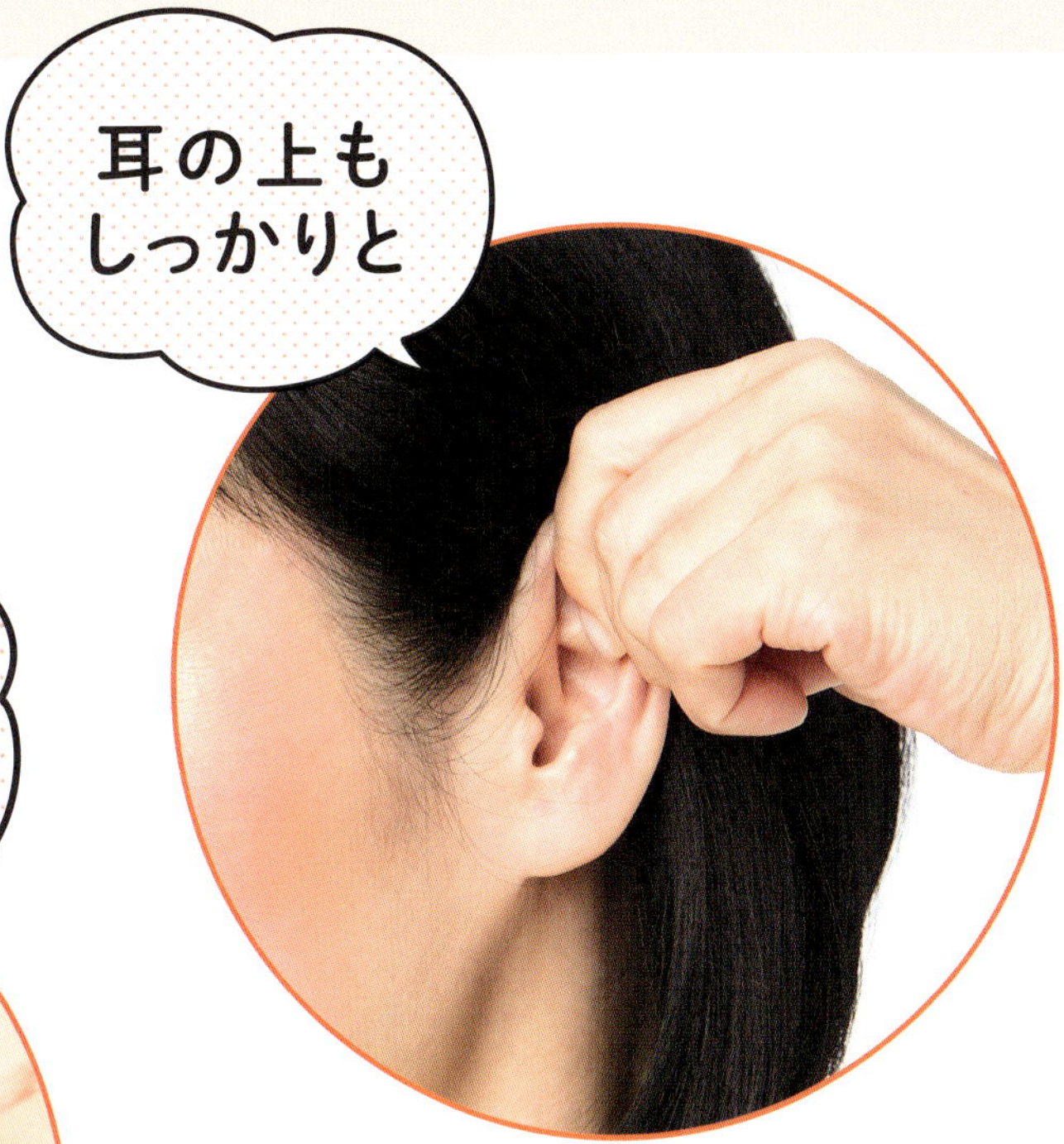
耳の上も
しっかりと

上には自律神経を整える神門というツボが。自律神経は血流に関りますから忘れずに。

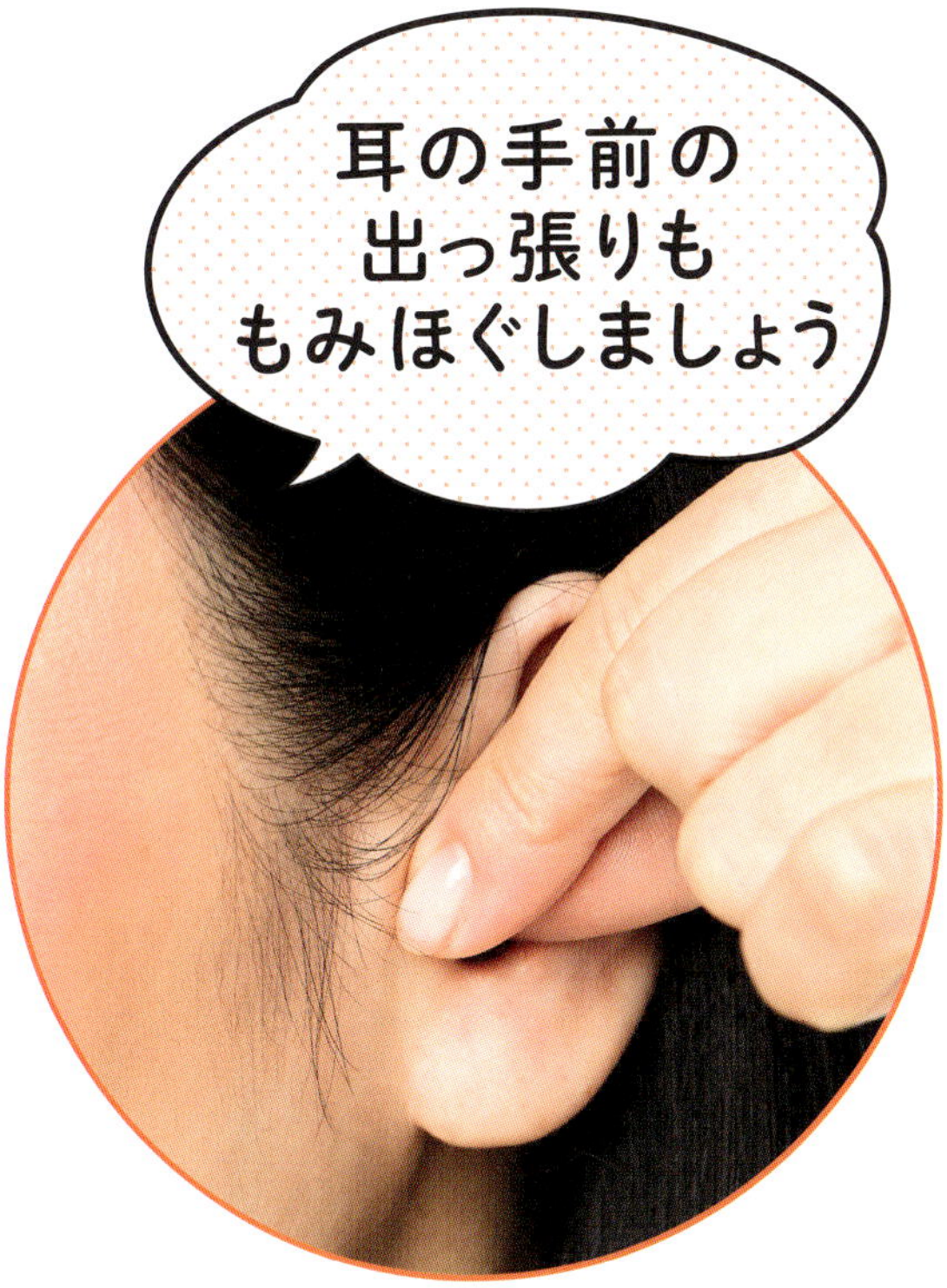
耳の手前の
出っ張りも
もみほぐしましょう

出っ張り(耳珠《じじゅ》)の周辺には体内の水分調整や老廃物の排除、首や肩こり、頭痛などに関わるツボがあります。

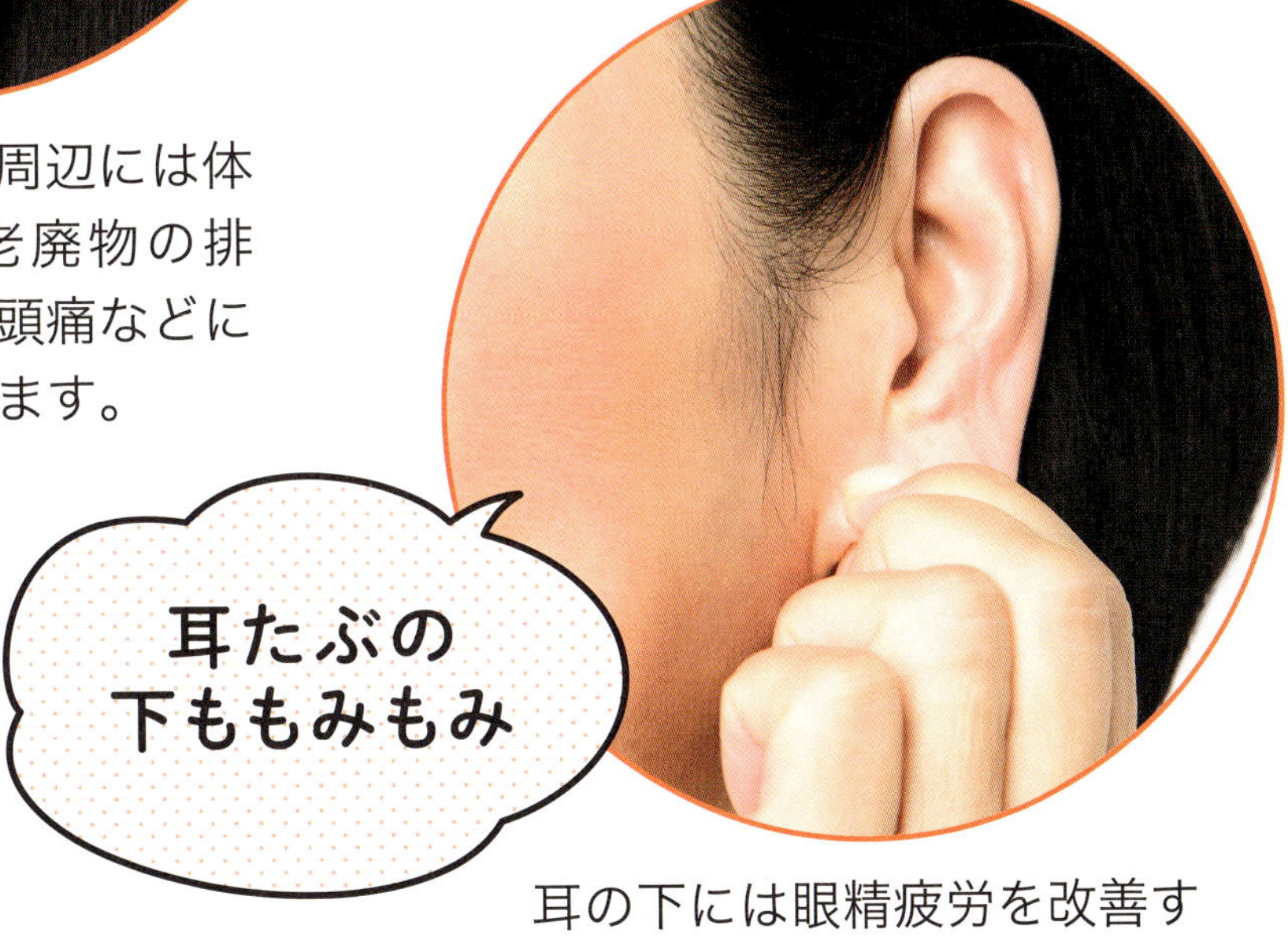
耳たぶの
下ももみもみ

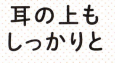

耳の下には眼精疲労を改善するツボが。血流アップと同時に疲れも吹き飛ばして。

耳たぶ体操 4

耳引っぱり

① 両耳たぶを持って、左右に引っぱる

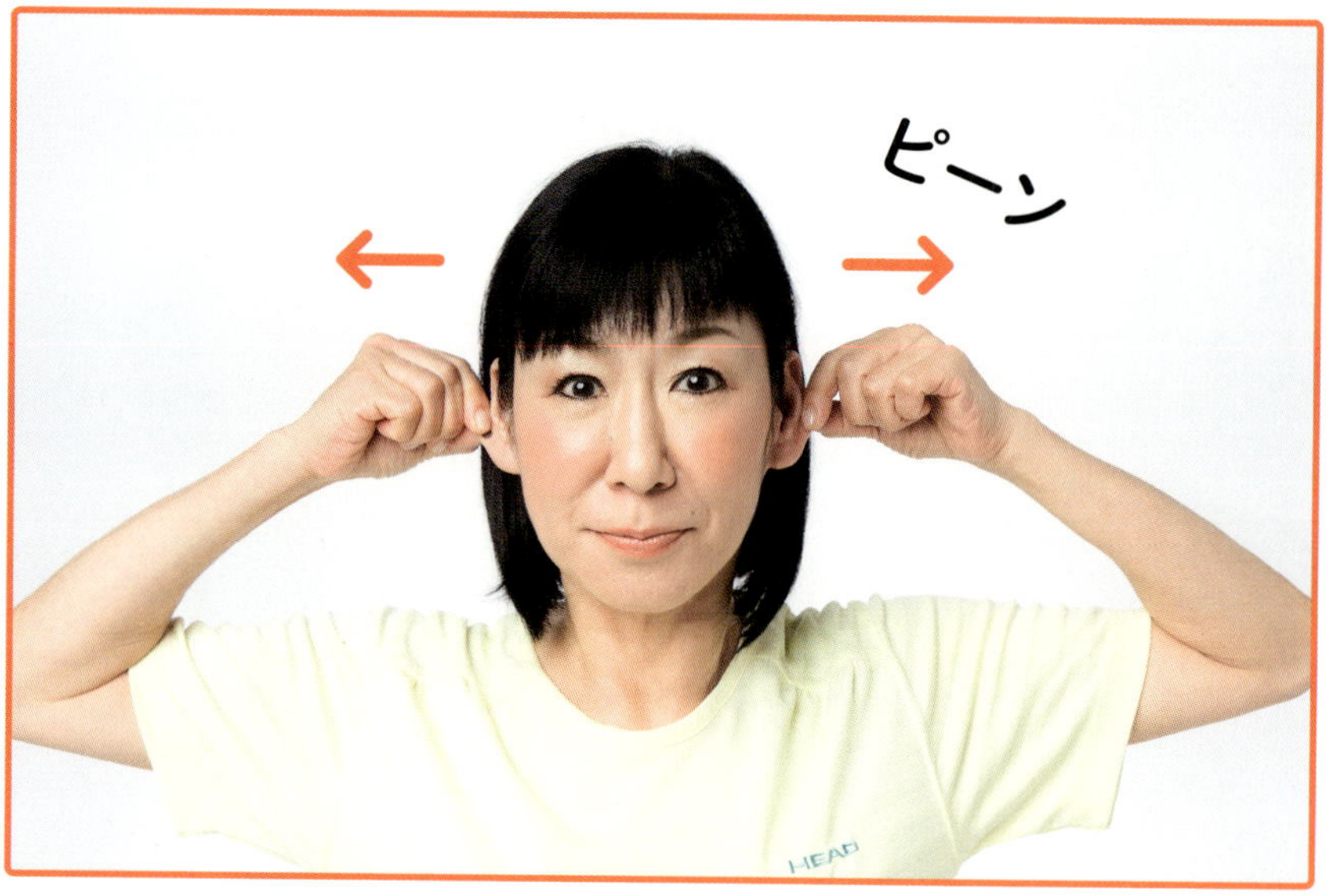

親指と人差し指で耳たぶをはさんで外側に向かって引っぱり、数秒間キープします。

▼

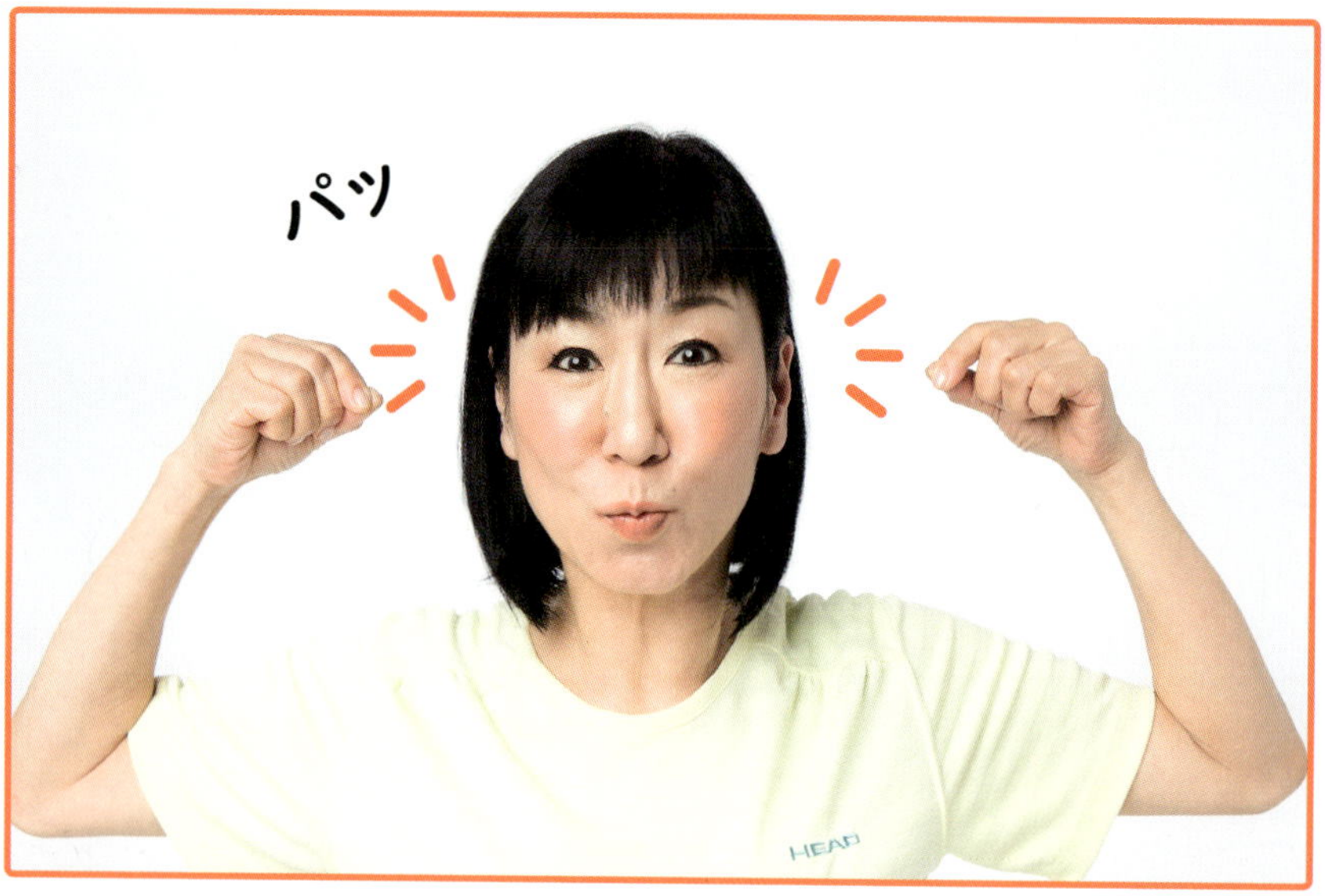

耳たぶを持っていた手をパッと放しましょう。内側に戻ってくる反動で血流がよくなるのがわかります。

② 上に向けて引っぱる

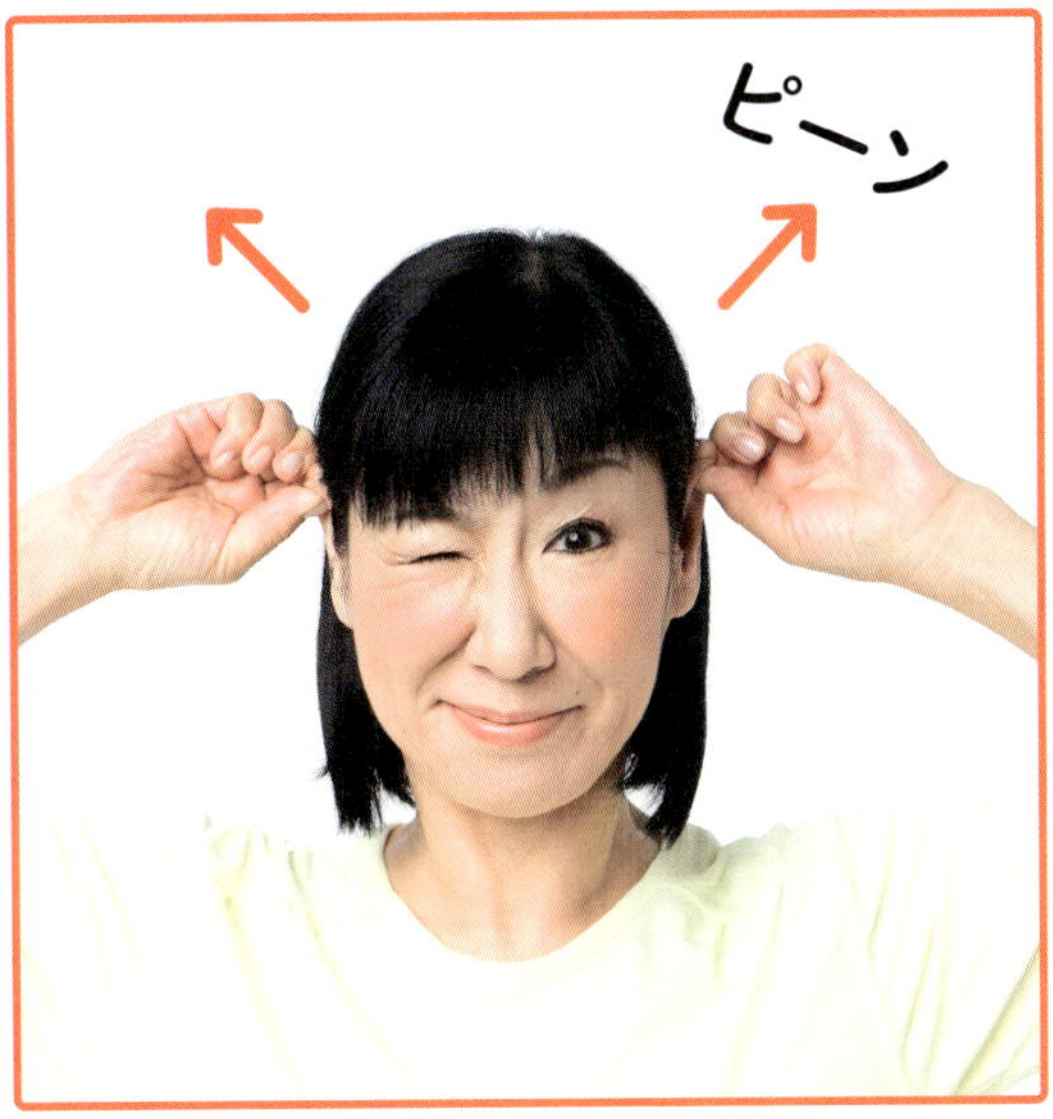

①と同じことを方向を変えてやります。まず上に引っぱってキープ。

▼

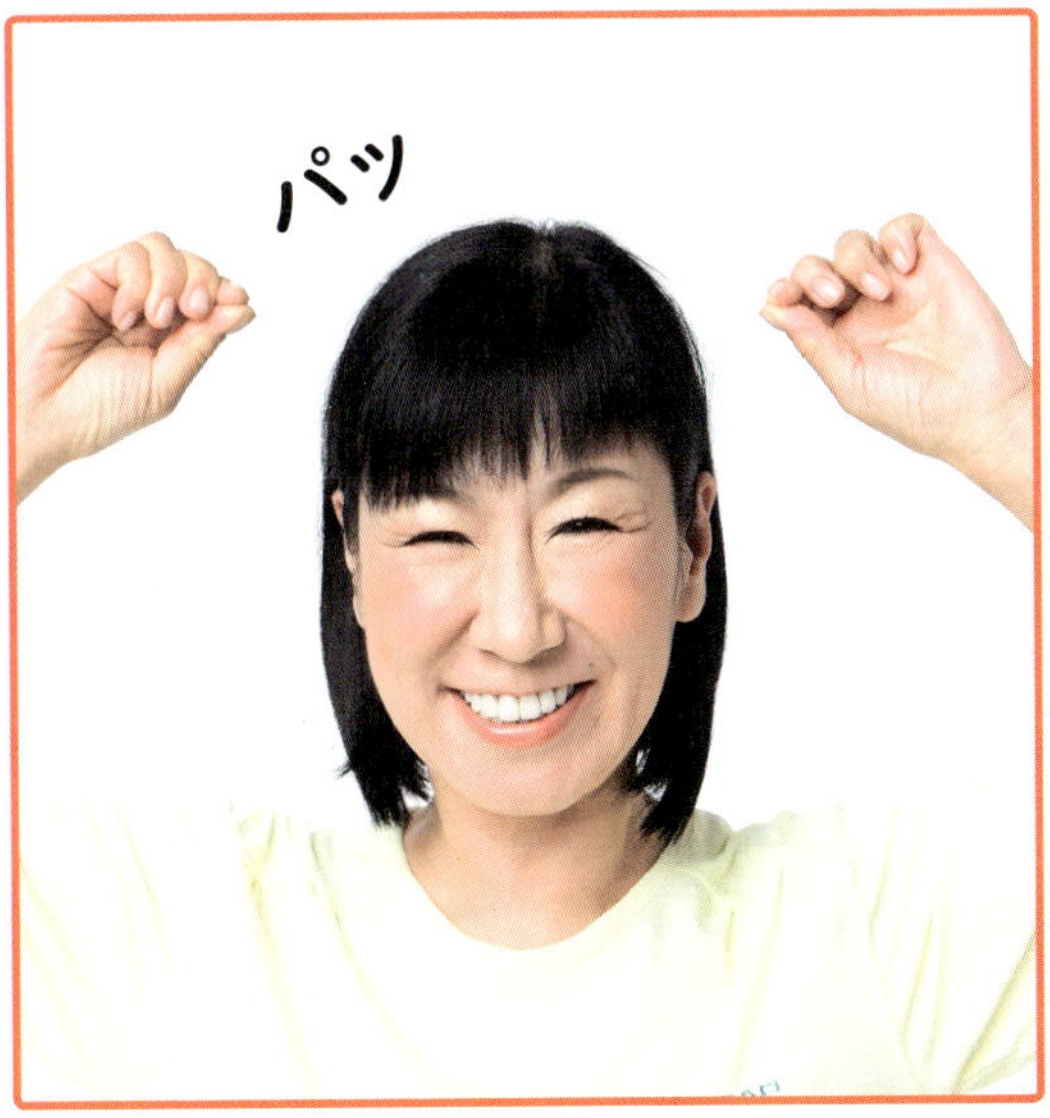

手を放します。血流アップを実感したリンゴさん、笑顔です！

③ 下に向けて引っぱる

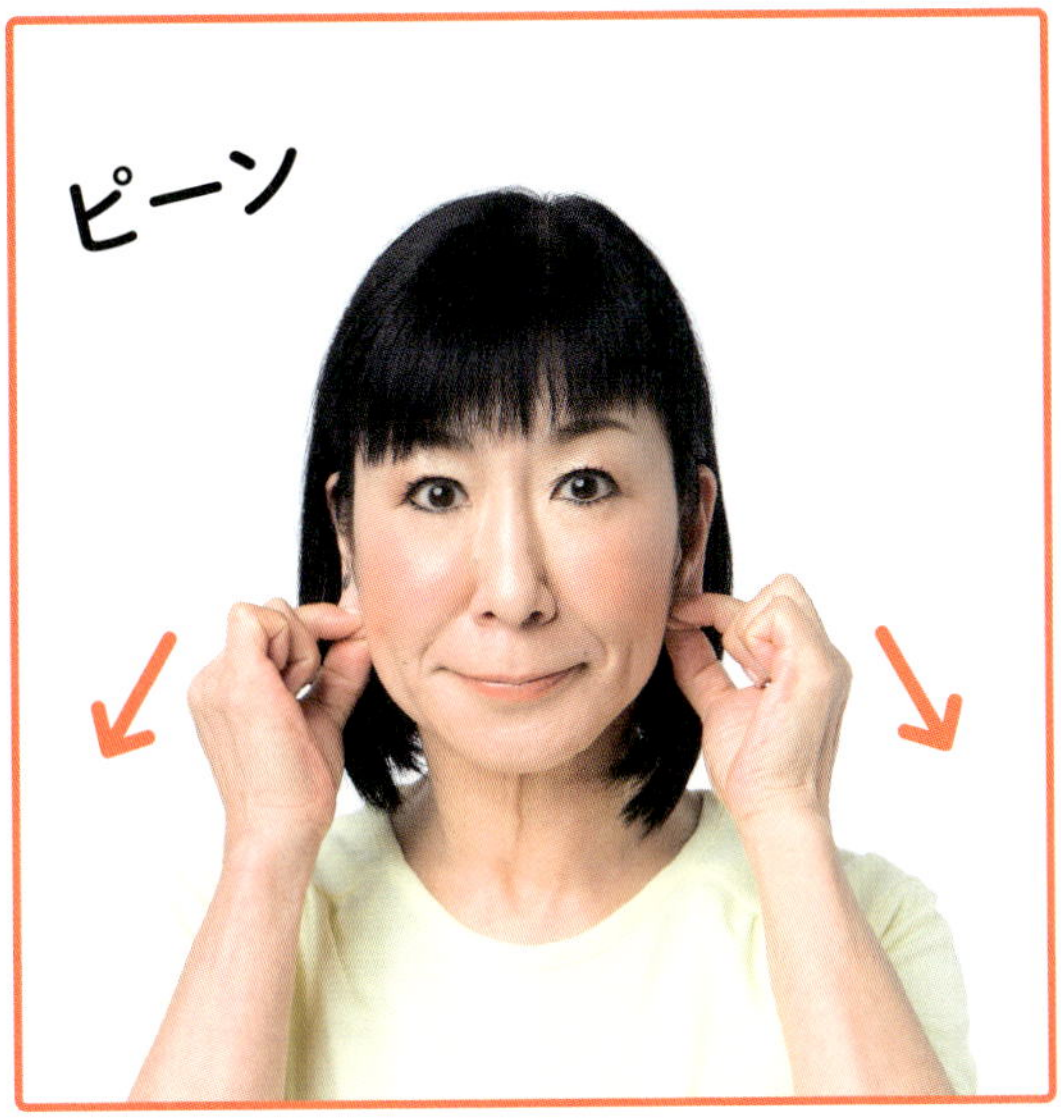

さらに方向を変えます。耳たぶを下に引っぱって数秒間キープ。

▼

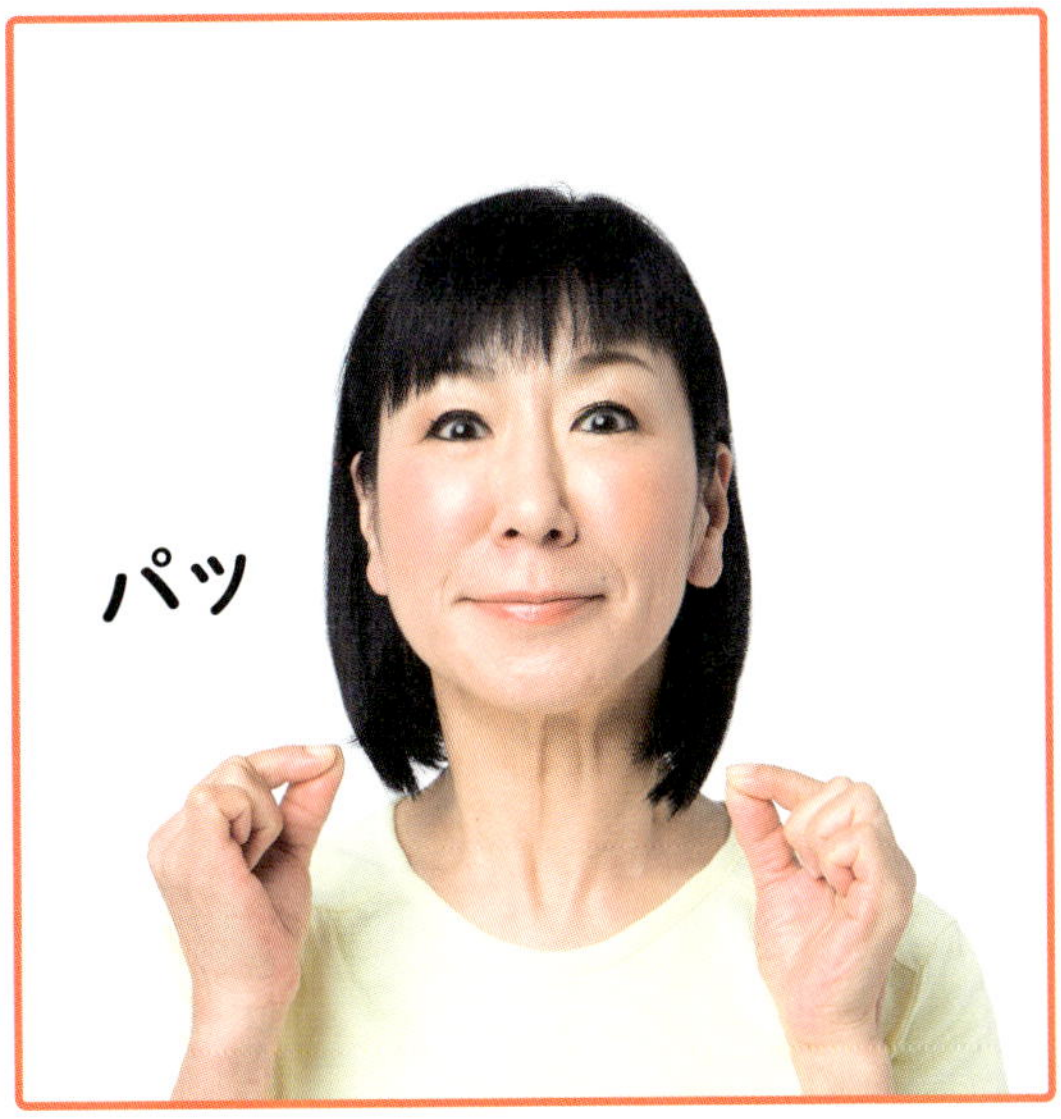

手を放します。これで耳全体をまんべんなく引っぱれました。

column 2

認知症になる人の脳は、疲れやすい

疲れやすいのは、エネルギーを作れないから。脳の細胞が糖質を利用できない状態が認知症。認知症の人が炭水化物を好むのは、脳がエネルギー不足＝飢餓感を覚えて補おうとしている証拠と言えます。以下の３つを、脳がエネルギーを作りやすい環境を整えるために役立ててください。

ビタミン、ミネラルを摂取する

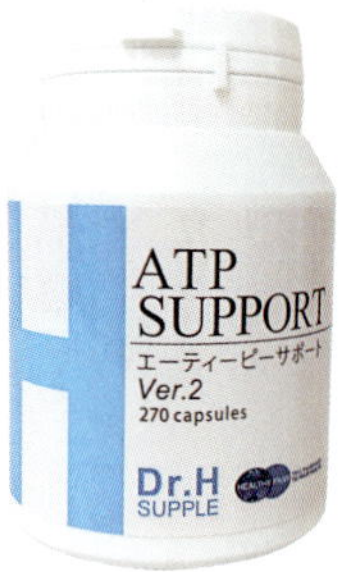

「ＡＴＰサポート」
270カプセル　約１カ月分
￥4,860（税込）
問ひろかわクリニック

脳のエネルギー生成（TCAサイクル）には、
ビタミンやミネラルなどの補酵素が必要ですが、
食事だけで摂取するのは困難です。
高濃度ビタミンサプリメント「ＡＴＰサポート」
（広川慶裕監修）で補酵素を補うことができます。

MCTオイルを飲む

短い時間でエネルギーに変わる
ＭＣＴオイル（詳しくはＰ18）。
体内のケトンサイクルが発動し、
脳が活性化します。
１日スプーン１杯の習慣を。

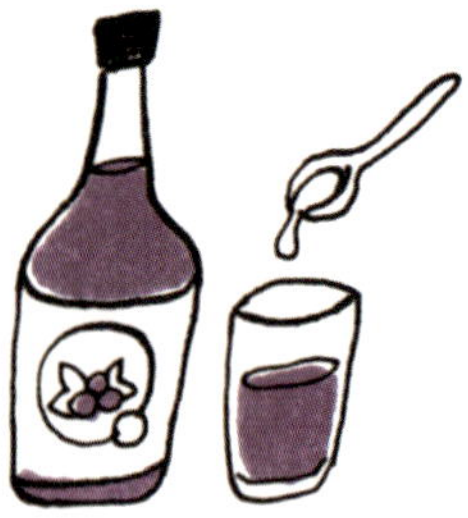

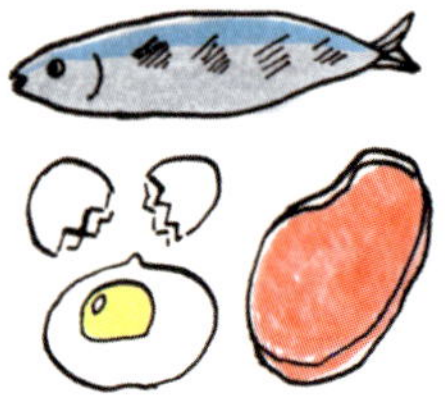

糖質を控えた食事にチェンジ

良質なたんぱく質は、
傷ついた細胞を修復するために
欠かせない栄養素（詳しくはＰ10）。
今まで摂っていた
炭水化物の量を減らして
たんぱく質と脂質に置き換えます。

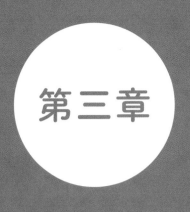

第三章

脳が瞬時に
活性化する!

「ながら動作」体操

認知症予防のもうひとつの柱は
頭と体を同時に動かすこと。
そこで、普段やらない動作を
２つ以上組み合わせた、
体操を考えました。
新しい刺激が大好きな脳が、
即座に反応する
楽しいメソッドです。

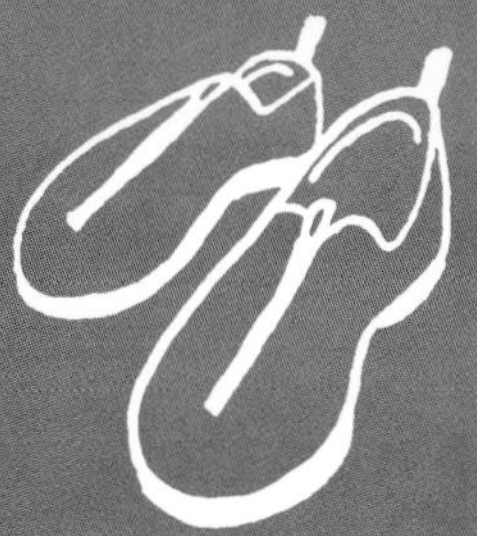

「ながら動作は頭にも体にもいい」

「ながら動作」とは、2つ以上のことを同時に行うこと。英語ではデュアルタスク（二重課題）といいます。第1章では、書き写しや料理、人との会話など、日常生活の中にある〝ながら行為〟をご紹介しましたが、ここではもう一歩踏み込んで、あえて普段やることのない2つ以上の動作を組み合わせ、体操仕立てにしてお届けします。

「ながら動作」が認知症予防手段になるのは、脳が使うほど活性化するものだから。普段の生活からちょっとズレたことをするだけで、血流はよくなり、細胞が活動し始めて、さらにそのつながりもよくなります。この可塑性《かそせい》を最大限に生かしましょう。

そもそも人は、何も意識しなければ年齢がいけばいくほど同じパターンの生活をしてしまうものです。違うことをするのが億劫になり、自分のリズムが狂うのも煩わしいと感じて殻に閉じこもってしまう……。生活の固定化は、脳の同じ場所しか使わなくなるということ。せっかく脳に備わっている可塑性を止めてはいけません。

体操の時間は1日15分でOK。それだけで日々脳がアップデートできます。

「やればとたんに脳が活性化する」

「ながら動作体操」は、誰かと一緒にできたらなおいいでしょう。認知症予防に〝喜楽〟の感情が大切であることはP11でもお話ししましたが、そもそもコミュニケーションという言葉のコミュは〝共に〟という意味。ミュニはギリシャ語の〝感覚、感情〟。日本語では単に〝対話〟と訳されがちですが、本来の意味は感情を共有すること。誰かと笑い合ったり話し合ったりすることで予防効果が上がります。

具体的には、左右の手の指を1本ずつズラしながら折ったり、手と足を両方使ってじゃんけんしたり……。仕組みはとても簡単ですが、実際にやってみると、思わぬところで間違えたり、止まってしまったりするもの。クリアするのにけっこう頭を駆使することがわかるでしょう。

紹介している「ながら動作」体操がマスターできたら、スピードアップしたり、逆の順序で動いたりと、自分なりのアレンジを。脳は飽きっぽく、いつも刺激を求めています。そんな脳本来のありように応えて〝ちょっとズラし〟をしてみてください。

認知症予防のためだけでなく、きっと生き生きと人生を送る一助になります。

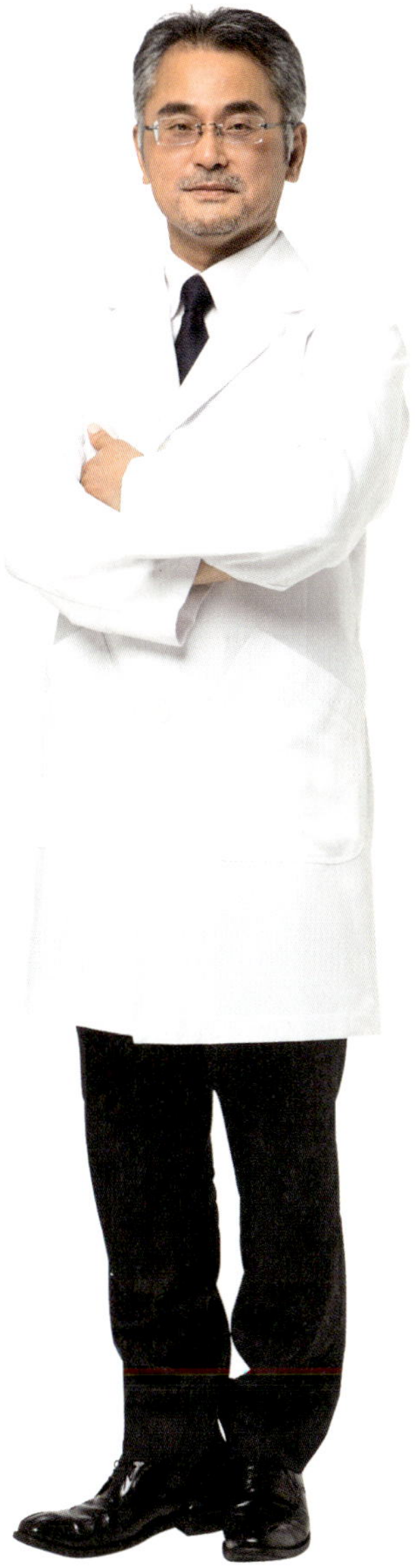

ながら動作 1

指折り1本ズラシ

① 両手をパーにしてスタンバイ

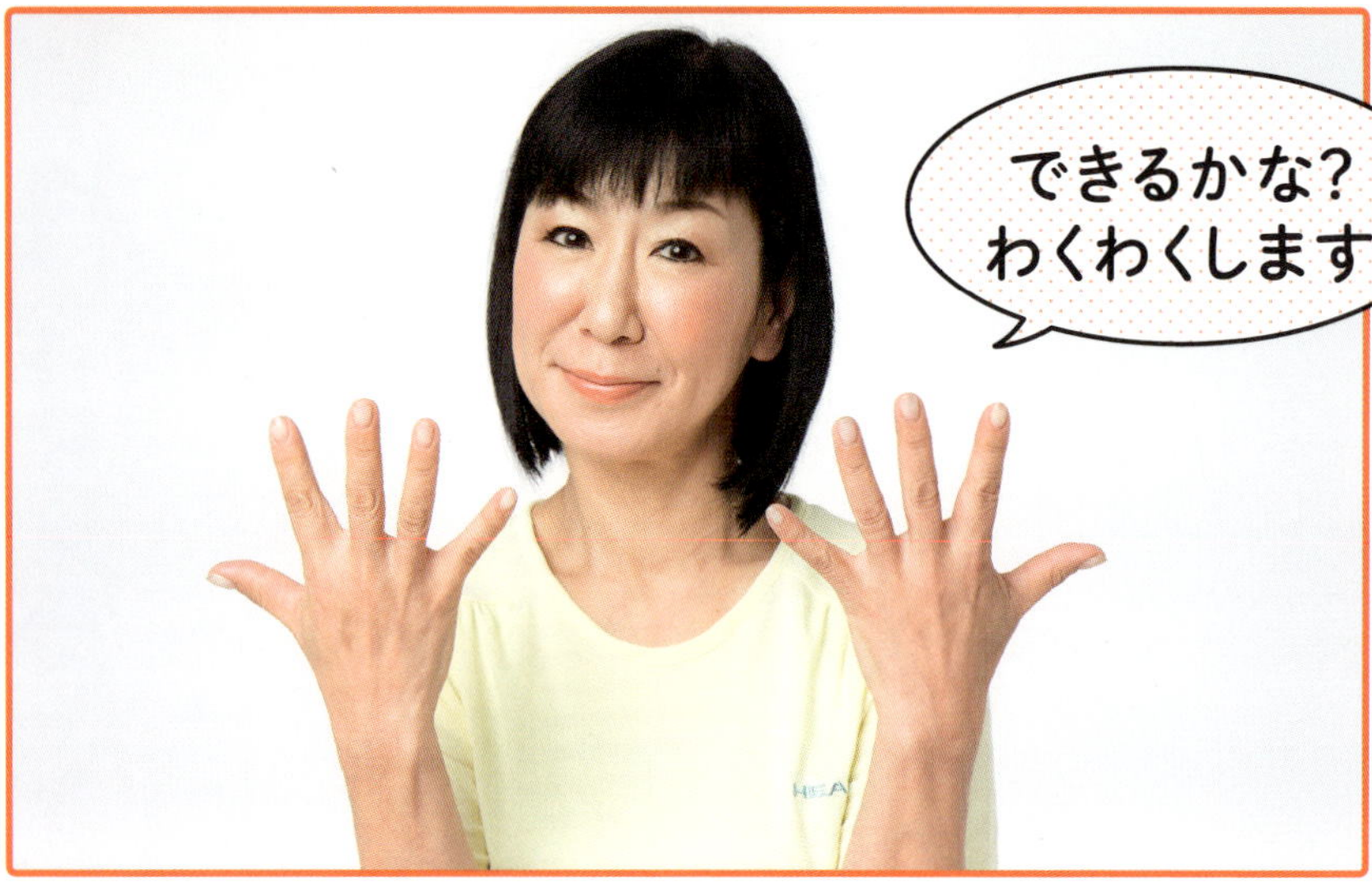

まず指を使った体操から始めましょう。道具は何もいりません。両手を開いてスタート！

② 左手そのまま、右手だけ親指を折る

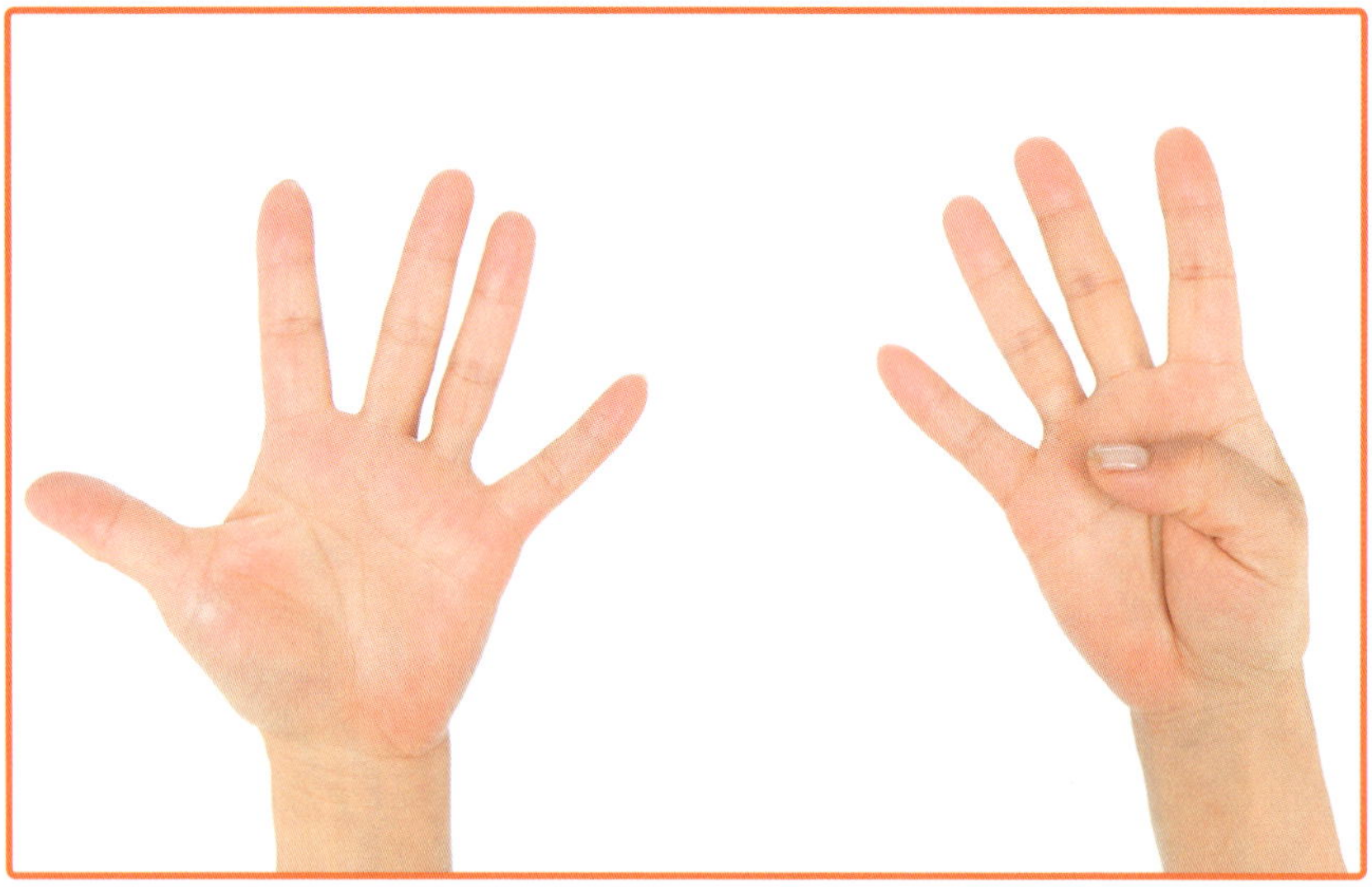

右手の親指だけ折って、両手指を１本ズラします。以降、この１本ズラしをキープしていきます。

③ 1と数えながら、右手は2本、左手は1本折る

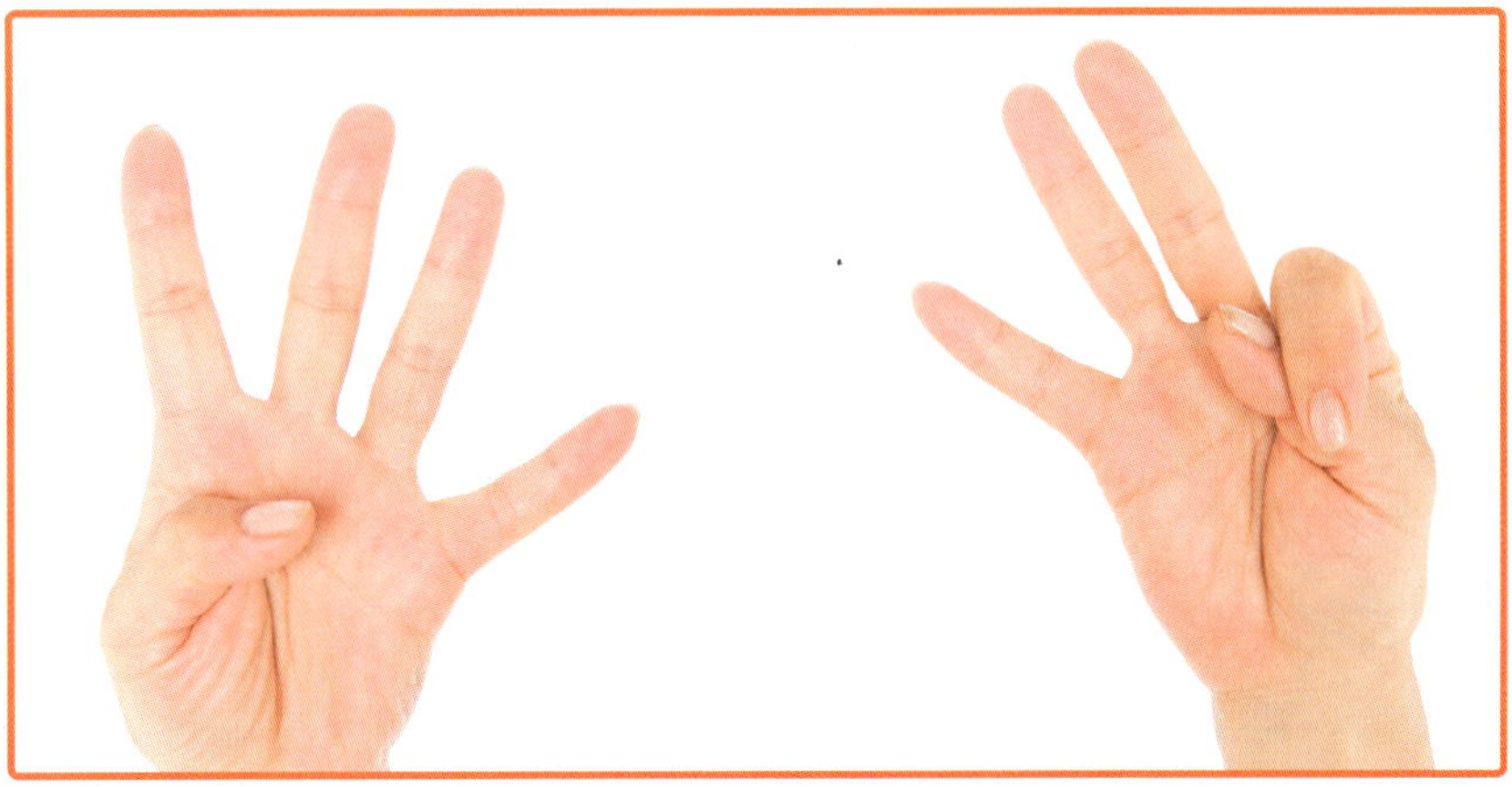

右手と左手は常に1本ズラし。ここに「1」と声に出す動作を加えることで脳がより活性化します。

④ 2、3…と数えながら、左右ズラして折っていく

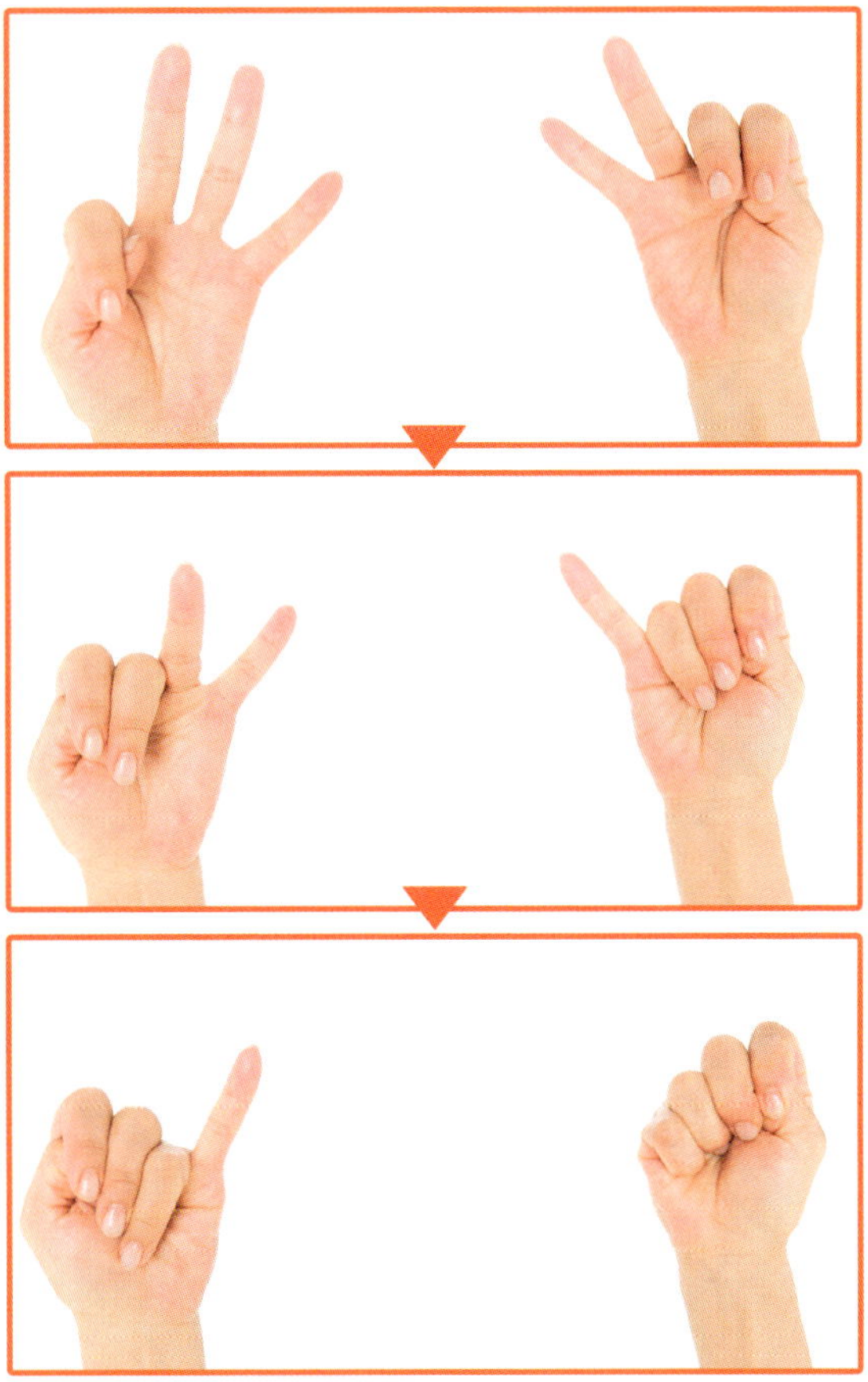

右手は中指、薬指、小指の順で折ります。左手は1本ズラして人差し指、中指、薬指…。4と声に出したときが下の動作です。

⑤ 5からは右手を開き始める

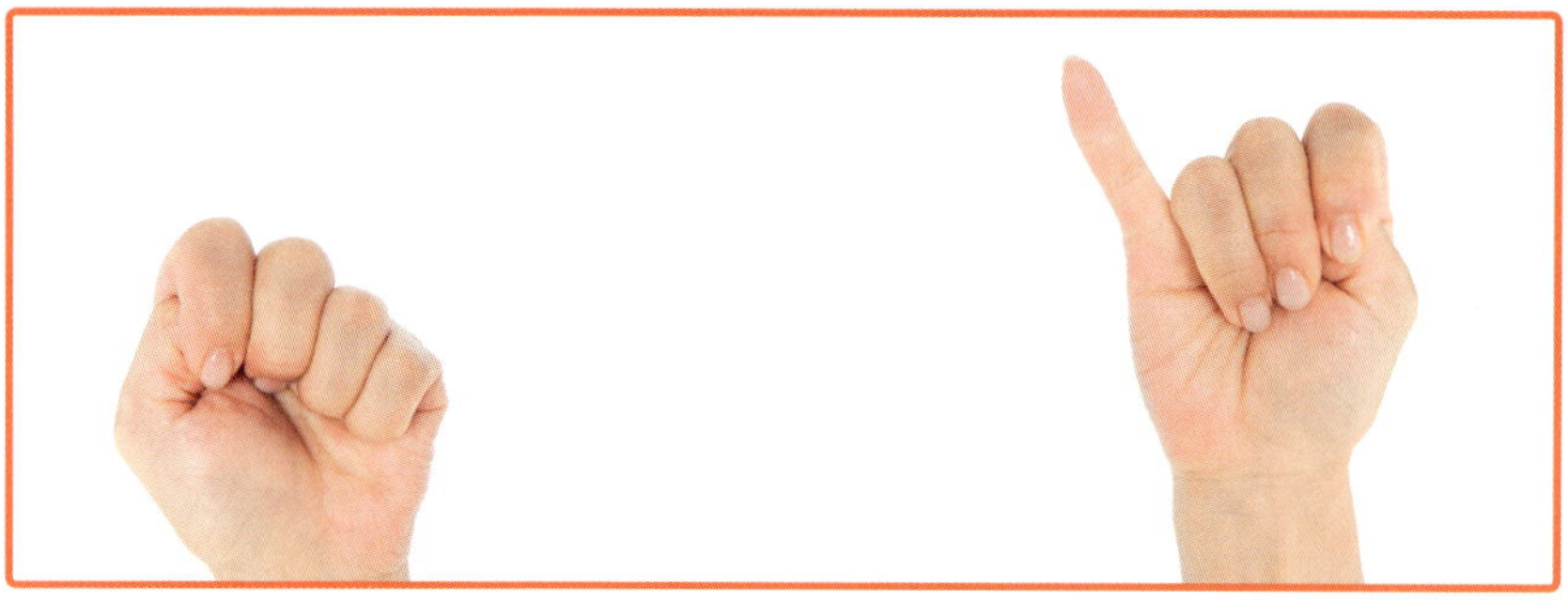

折り終わった右手の指を開いていきましょう。まず小指から。左手はこのとき５本折り終わった状態です。

⑥ 左手も開き始めて6､7…と数える

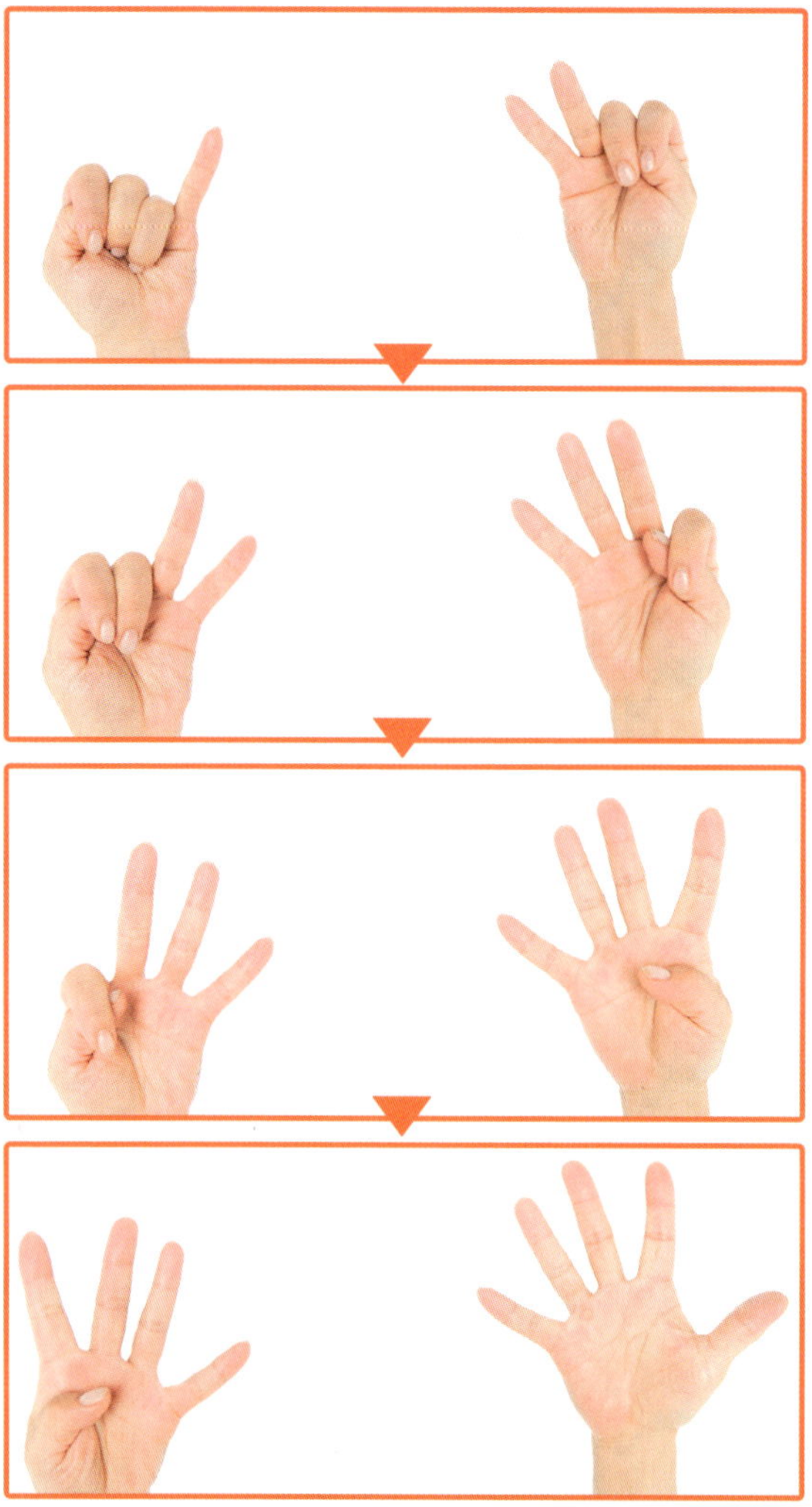

右手は薬指､中指､人差し指、親指の順で開きます。左手は１本ズラした状態で、小指、薬指、中指、人差し指の順で。右手を開いたとき、左手の親指だけ折れていればＯＫ。このときの数字は「９」。

⑦ 左が10で1周終わり

1周できたら、
もう1回!

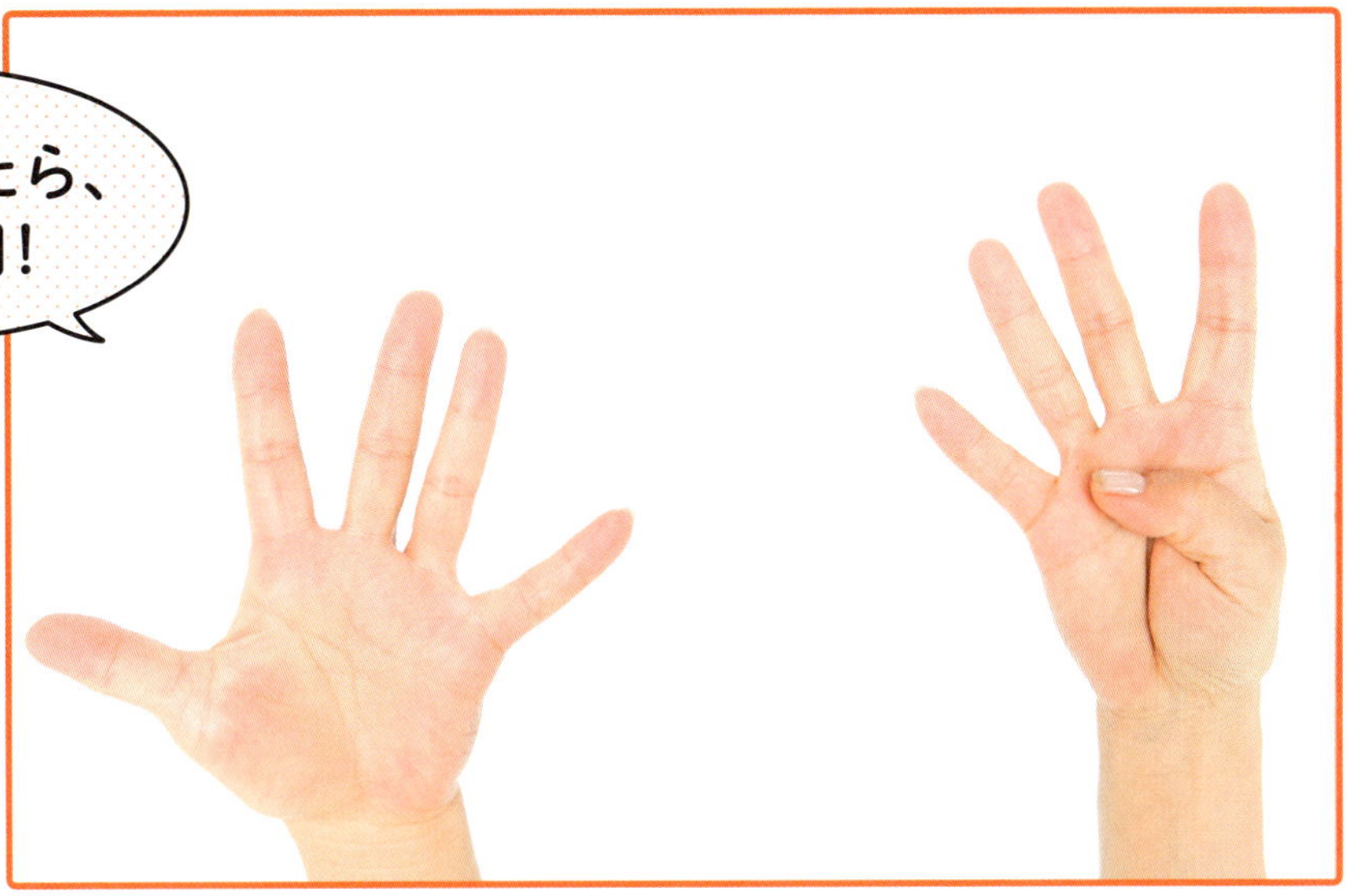

左手の指を1本ずつ折り、開き終わるとこうなります。
このとき右手は親指を折り、②の動作に戻ります。

⑧ 2周目は左手からスタート(×3回)

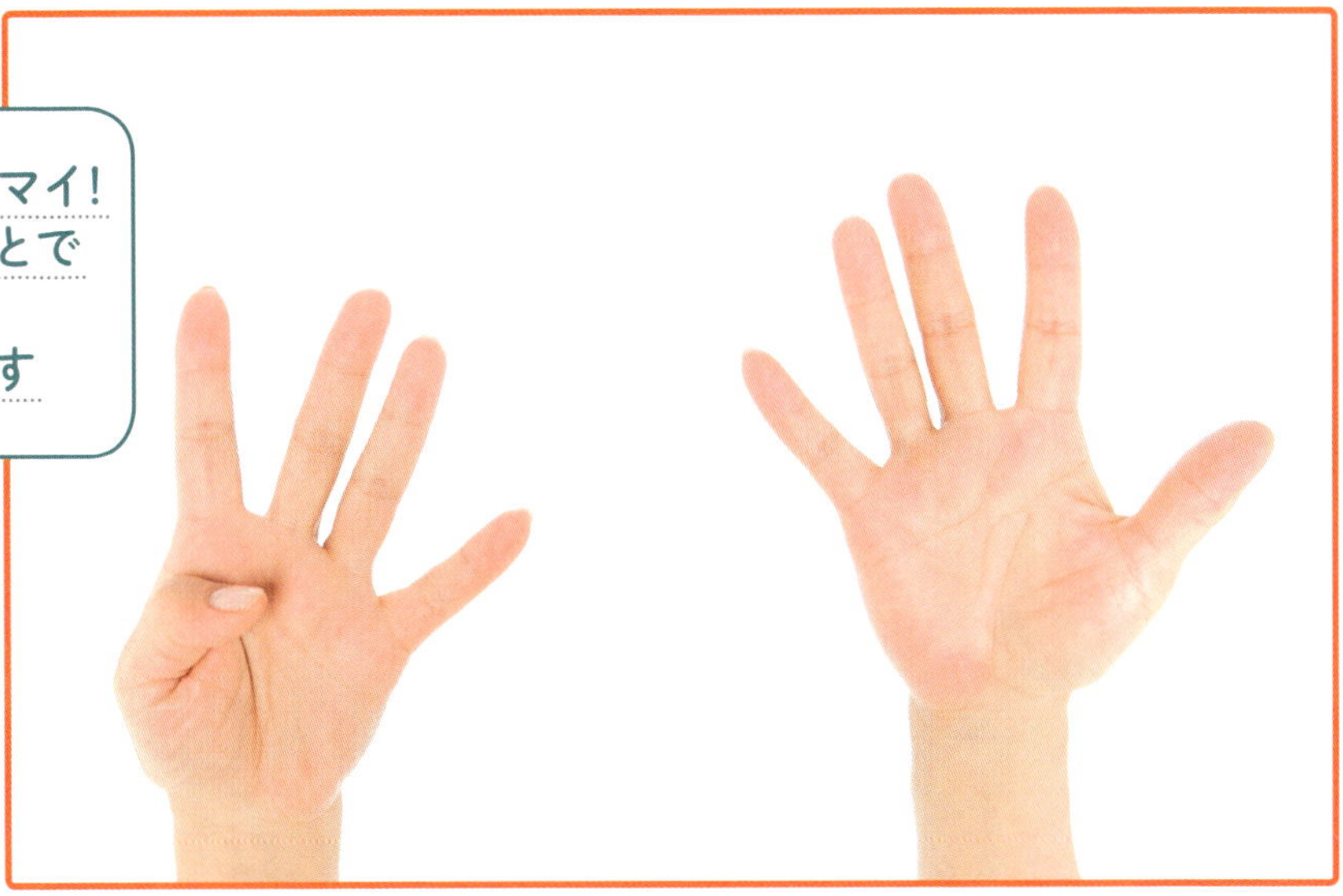

混乱してもドンマイ!
「混乱」することで
脳がより
活性化します

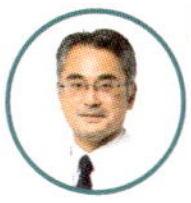

左手の親指を折った状態から、1本ズラしで②〜⑦の
動作を始めましょう。このとき「1」と声に出して。

ながら動作 2

指折りグーパー［基本編］

① 1と数えながら左手は指折り、右手はパー

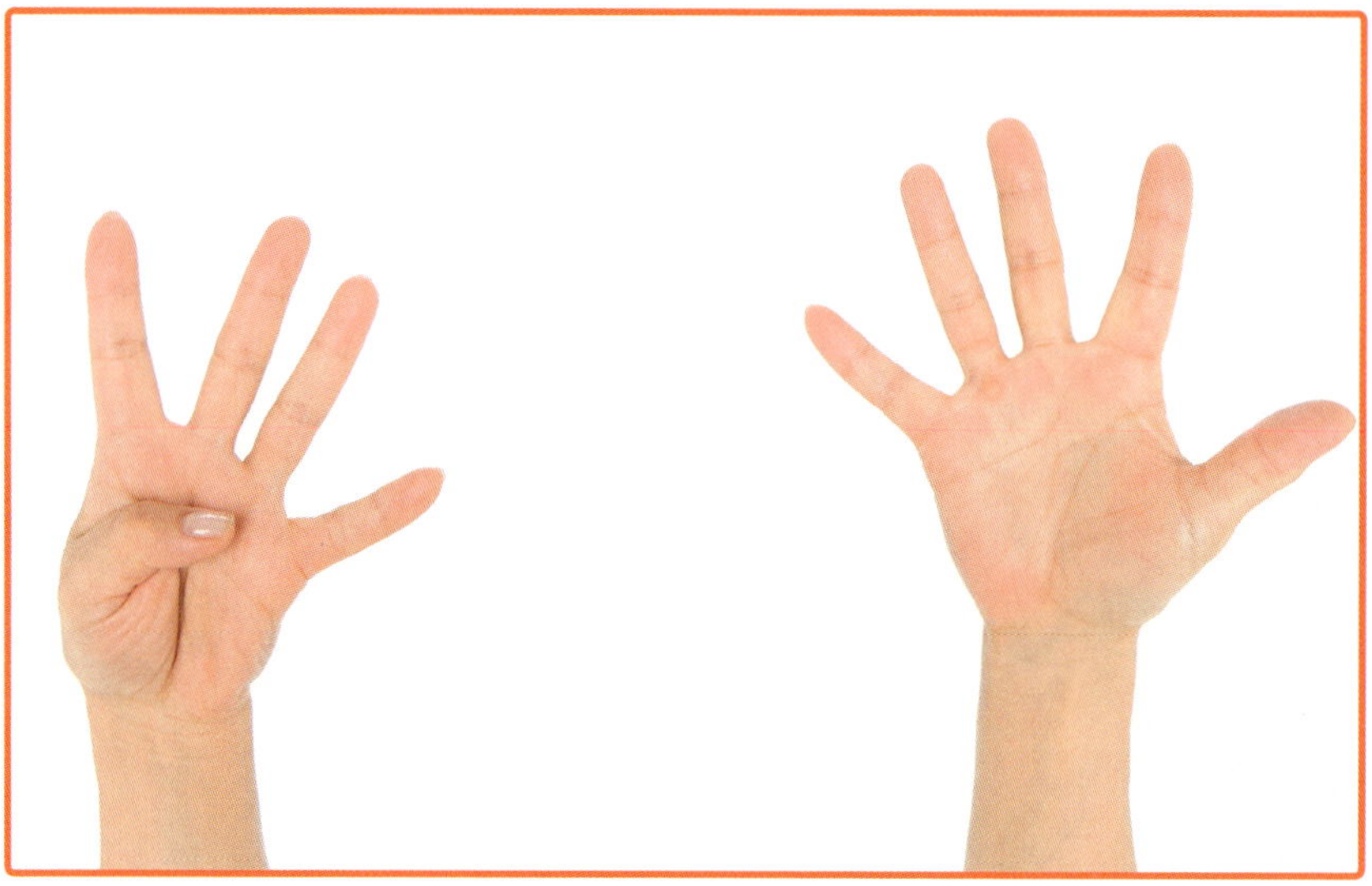

左手は親指から１本ずつ折り、右手はパーとグーをくり返していきます。これが最初のポーズです。

② 2と数えながら左手は次の指折り、右手はグー

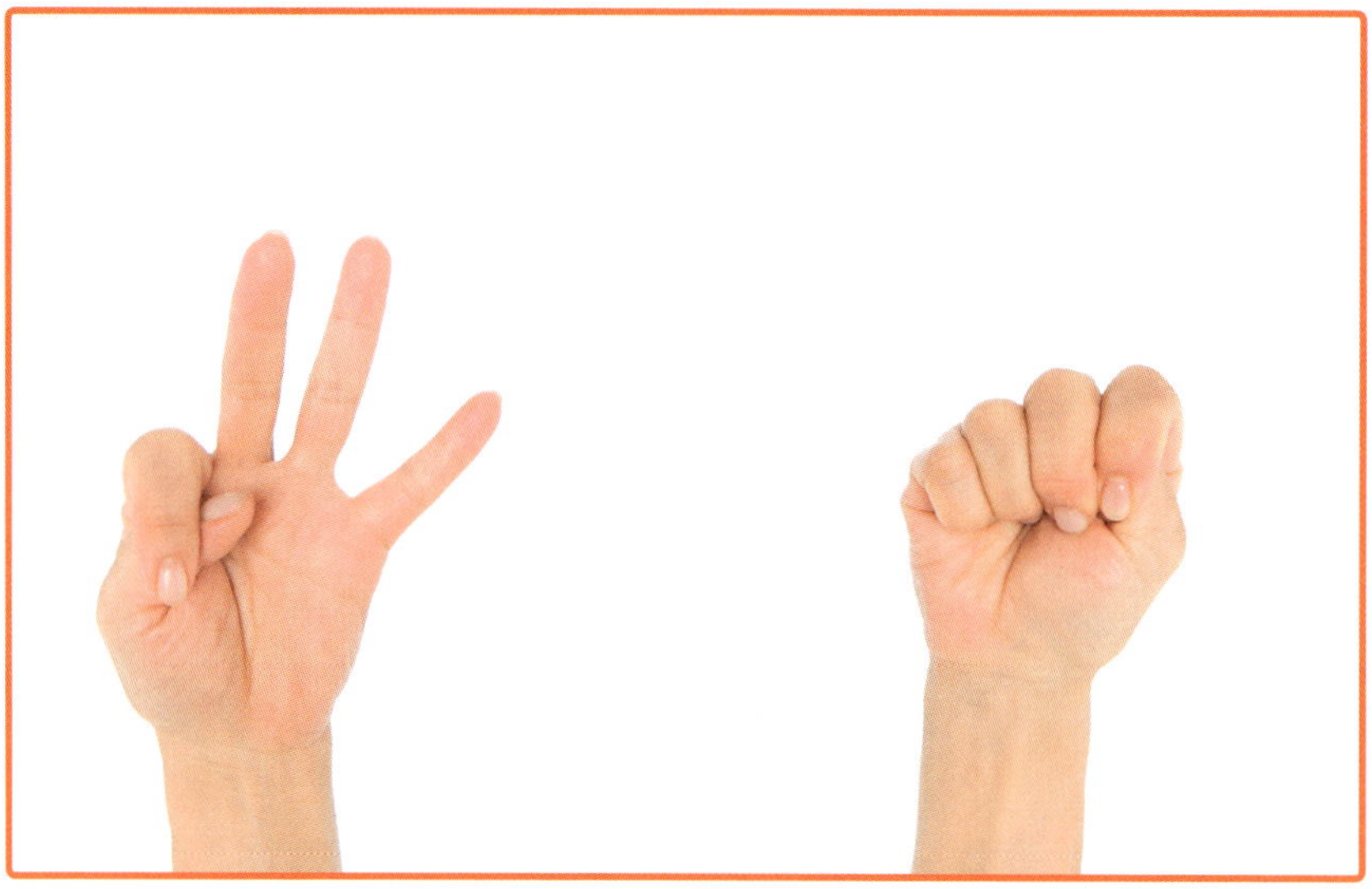

左手は親指に続いて人差し指を折りましょう。右手はパーに続いてグーに。数字を声に出すことも忘れずに。

③ 3と数えながら左手は次の指折り、右手はパー

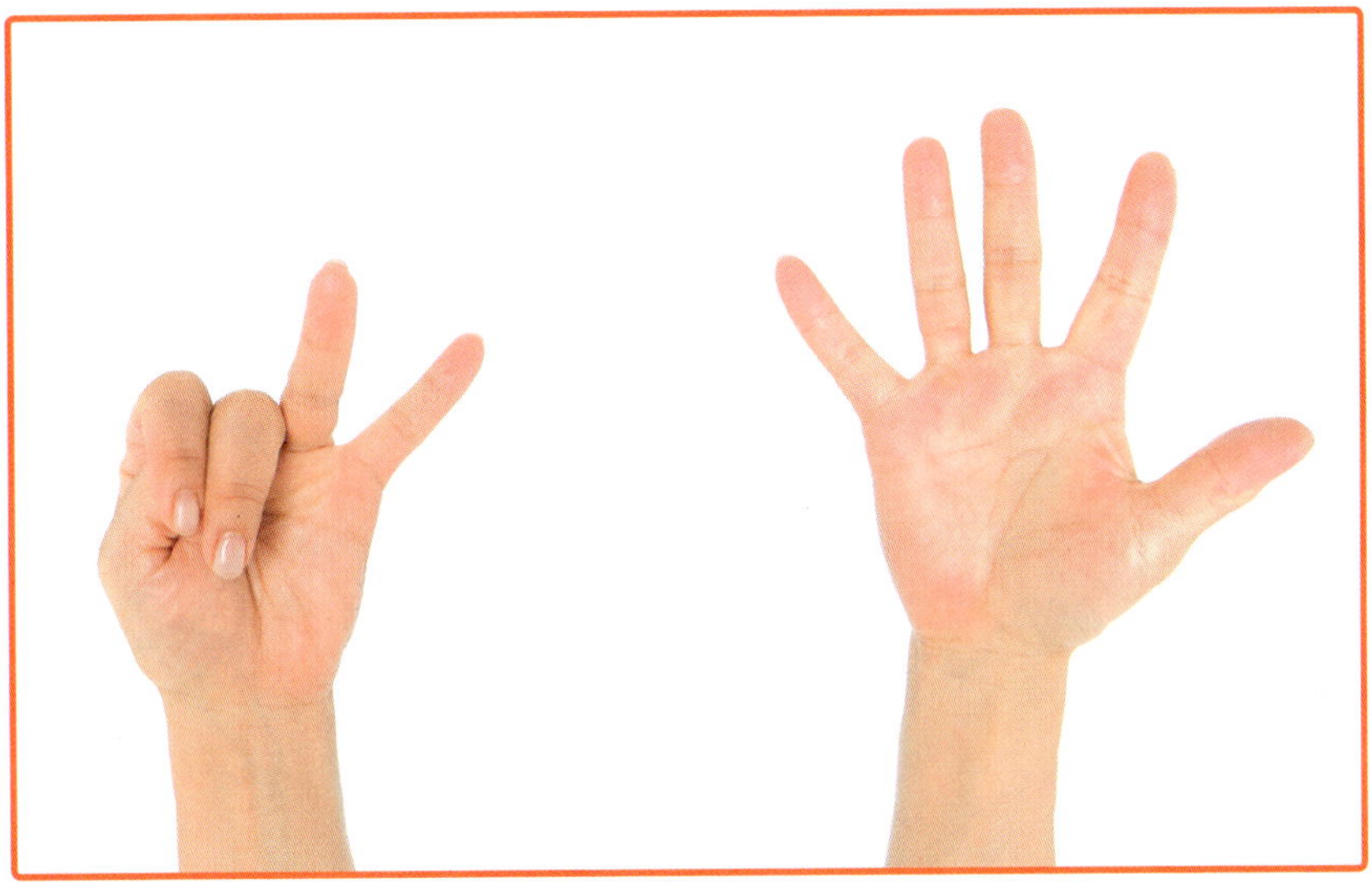

左手は、人差し指に続いて中指を折ります。右手はパーに。くり返す動作が左右違ってくるので気を付けて。

④ 4、5…と同様に10まで続ける（×2回）

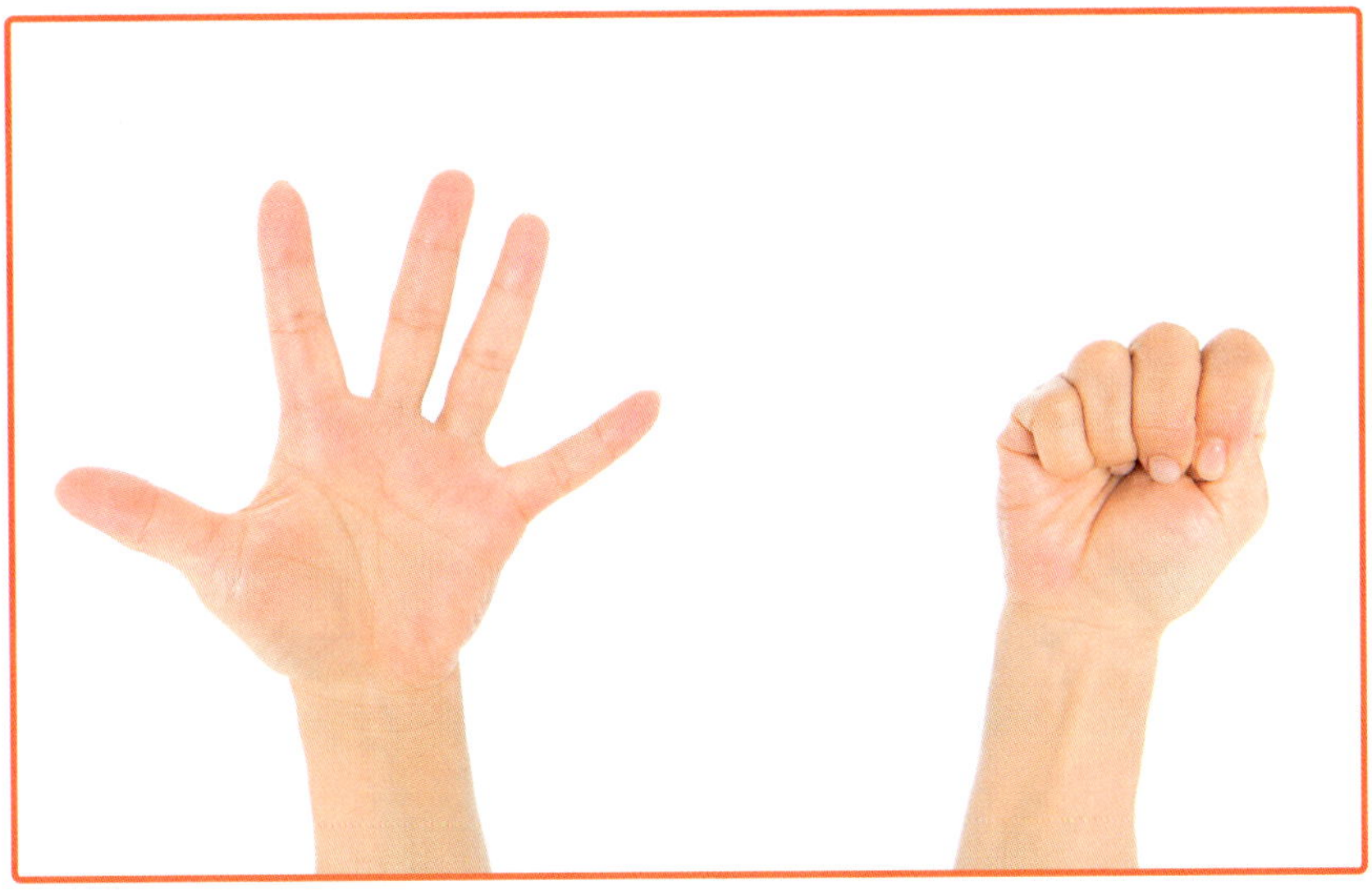

左手の指を折り終えたら、開いていきます。右手はグーパーのくり返し。慣れてきたらスピードを上げて。

今度は右手を指折り、左手をグーパーに(×2回)

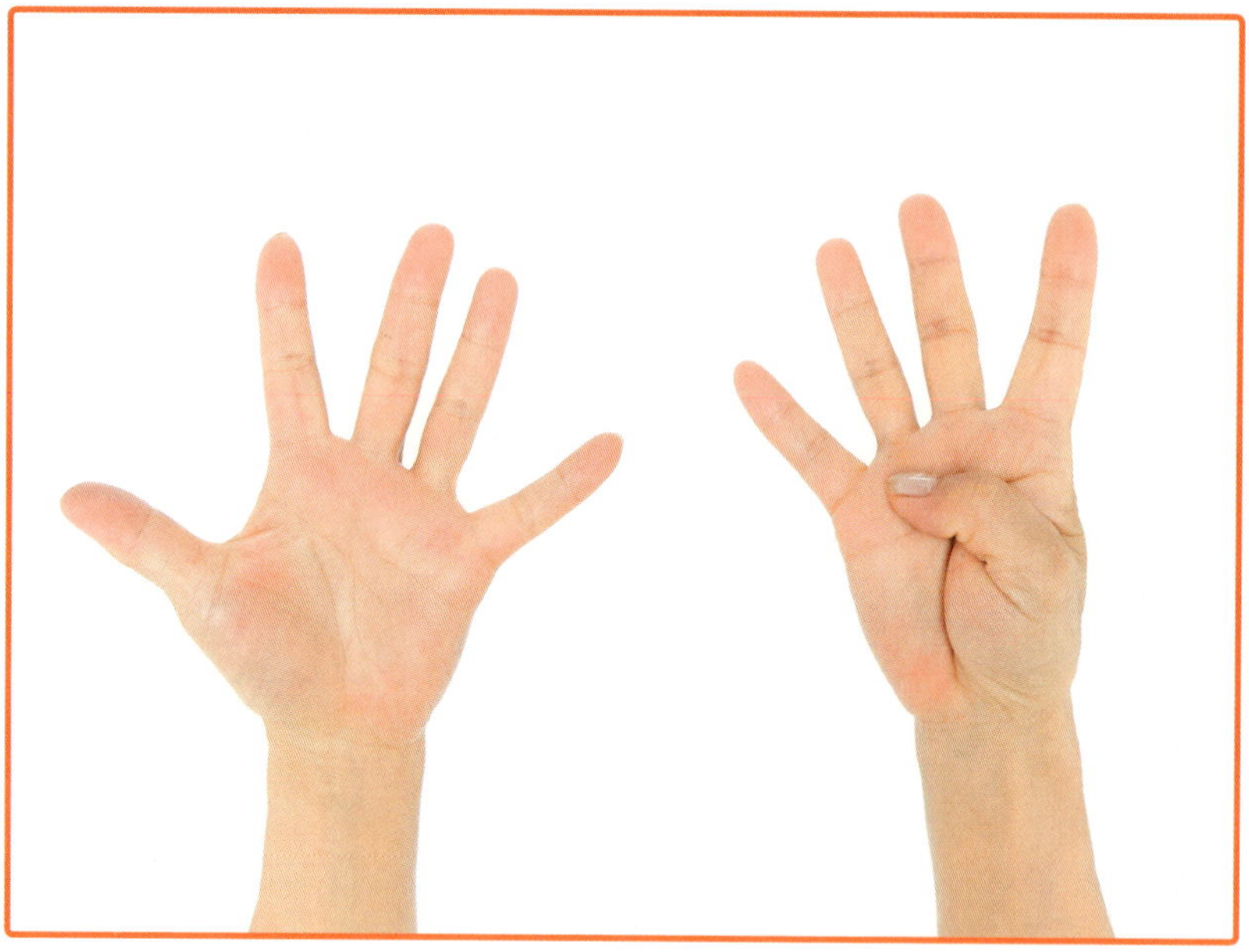

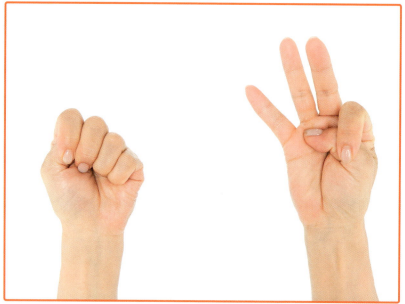

前ページで紹介した左右の手の動作を逆にしてみましょう。右手は親指から１本ずつ、数を数えながら指を折り、左手はパーとグーをくり返していきます。

ながら動作 2

指折りグーパー［応用編②］

慣れてきたら片方を
グー、チョキ、パーにする（×2回）

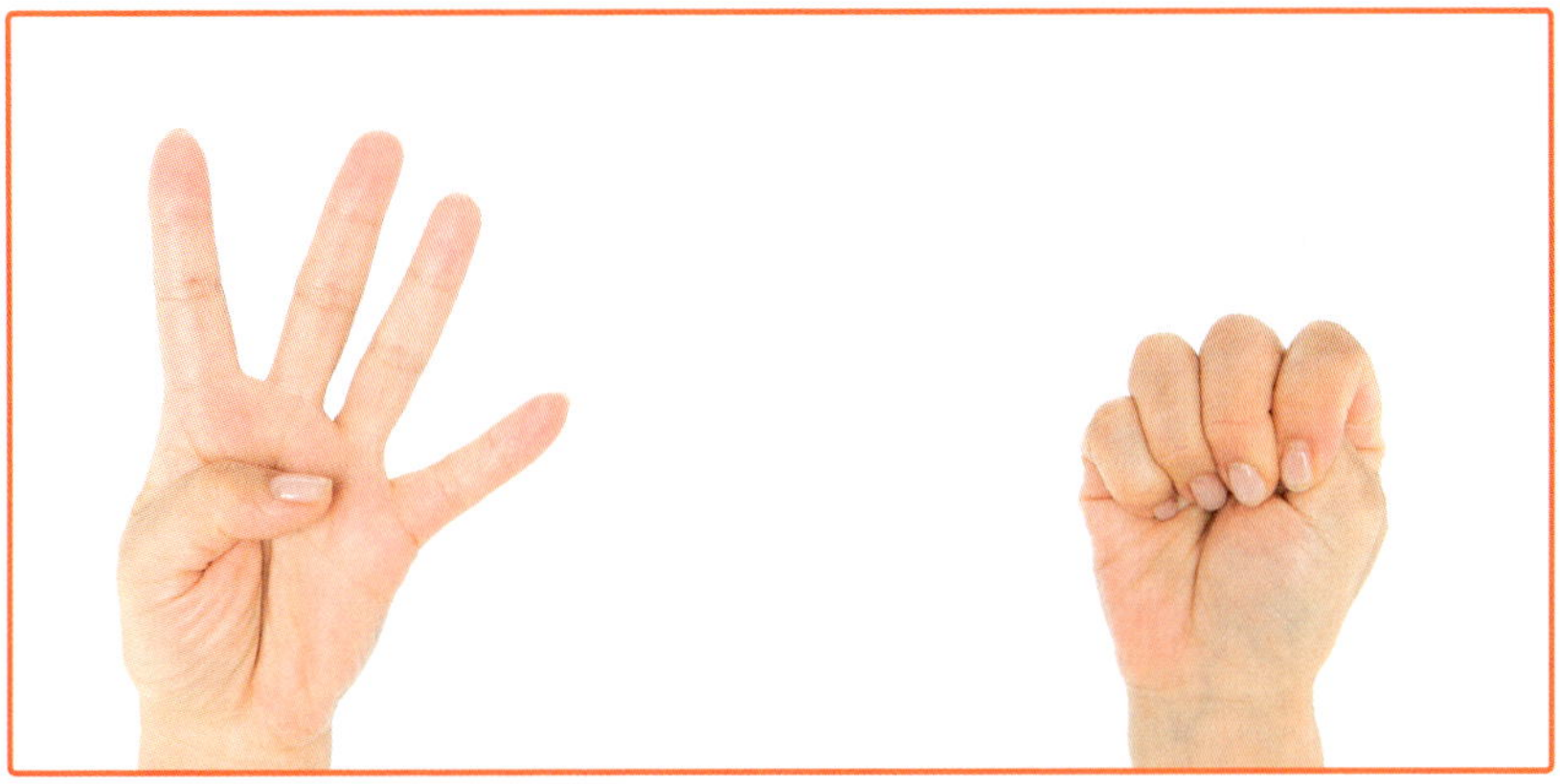

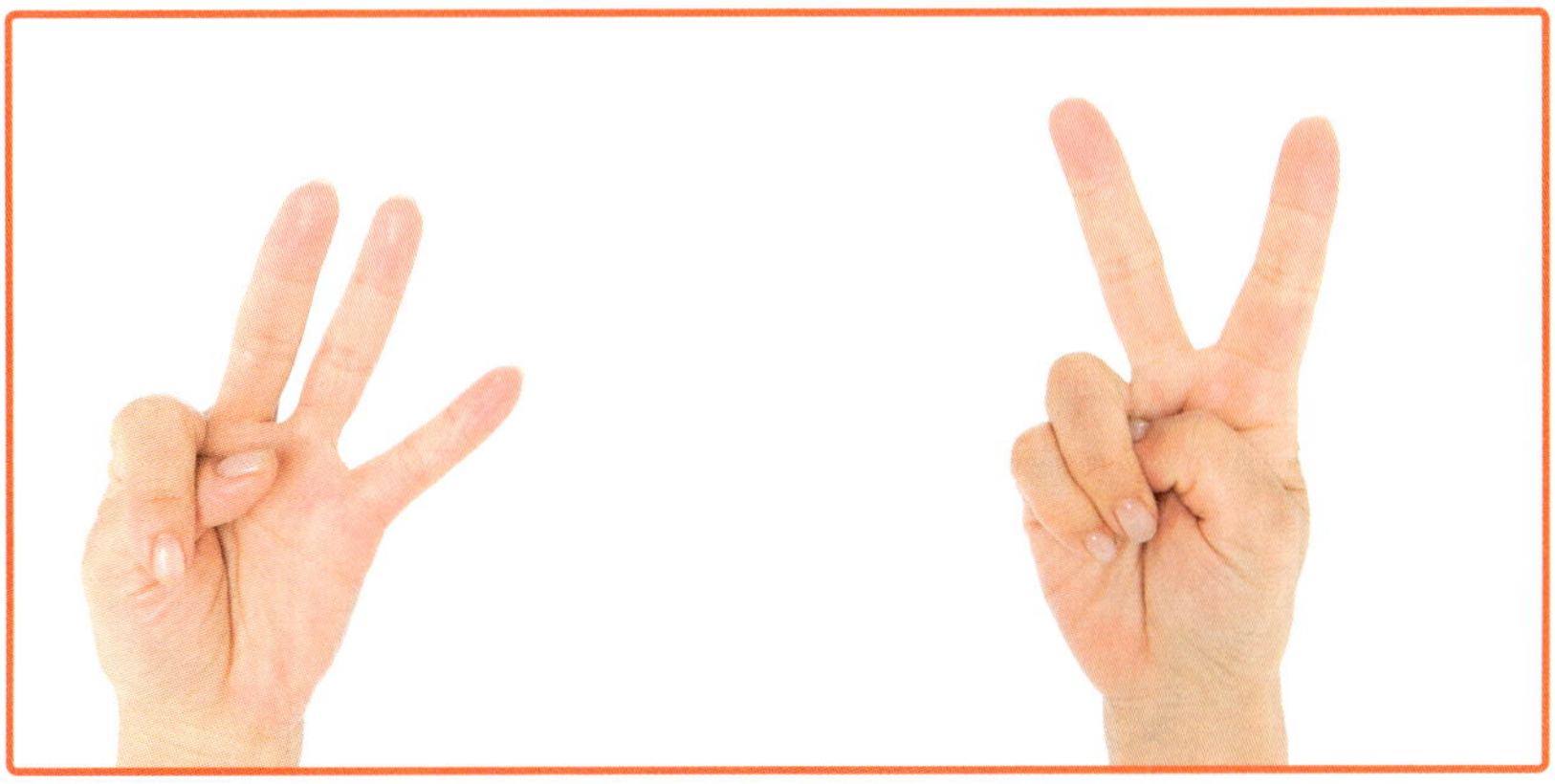

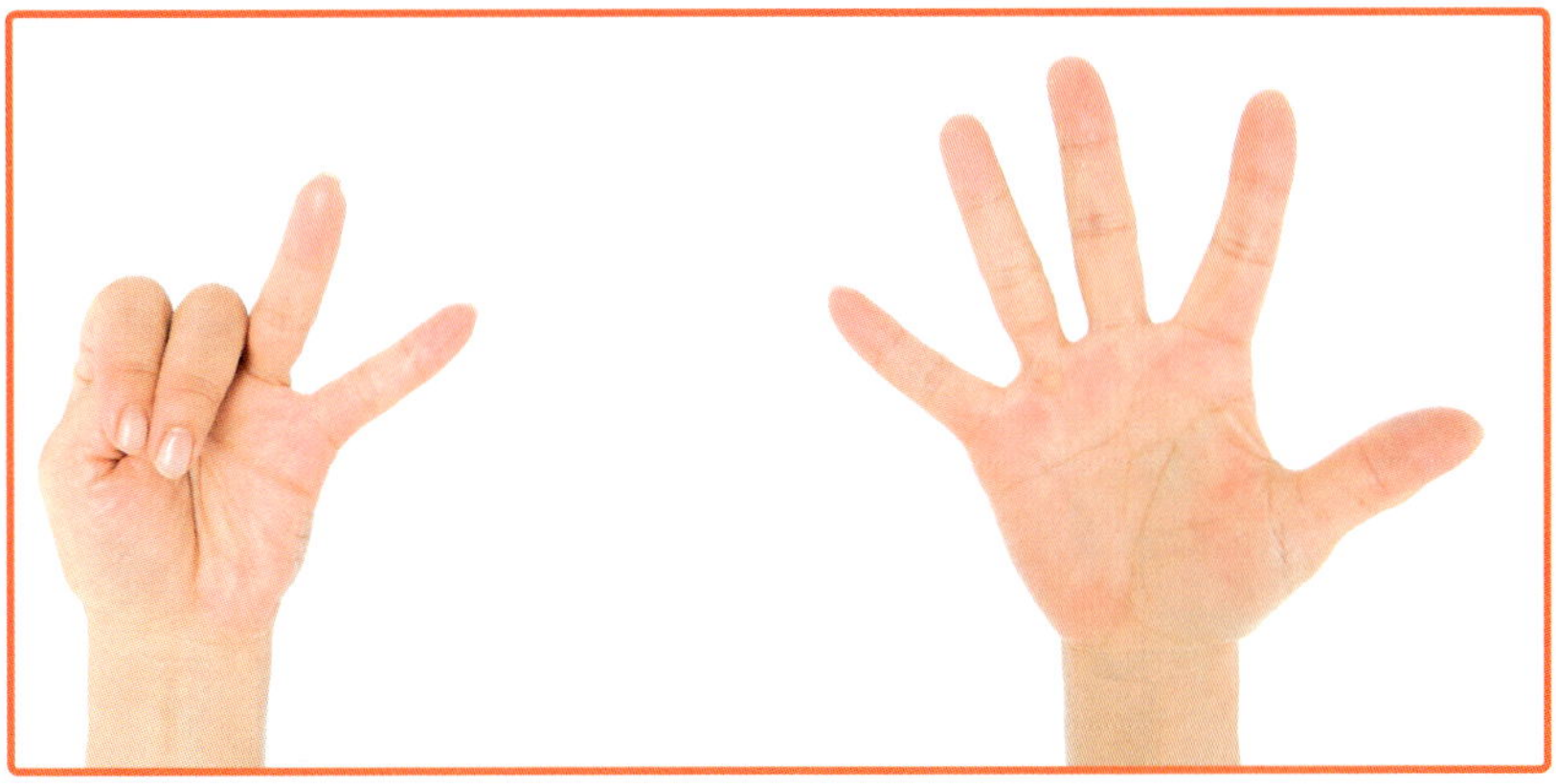

片方の手の動作を3つに増やします。左手は親指から1本ずつ、数を数えながら指を折り、右手はグー、チョキ、パーをくり返していきます。

ながら
動作
3

手足じゃんけん［基本編］

1 手はグー、足をチョキにして口に出して言う

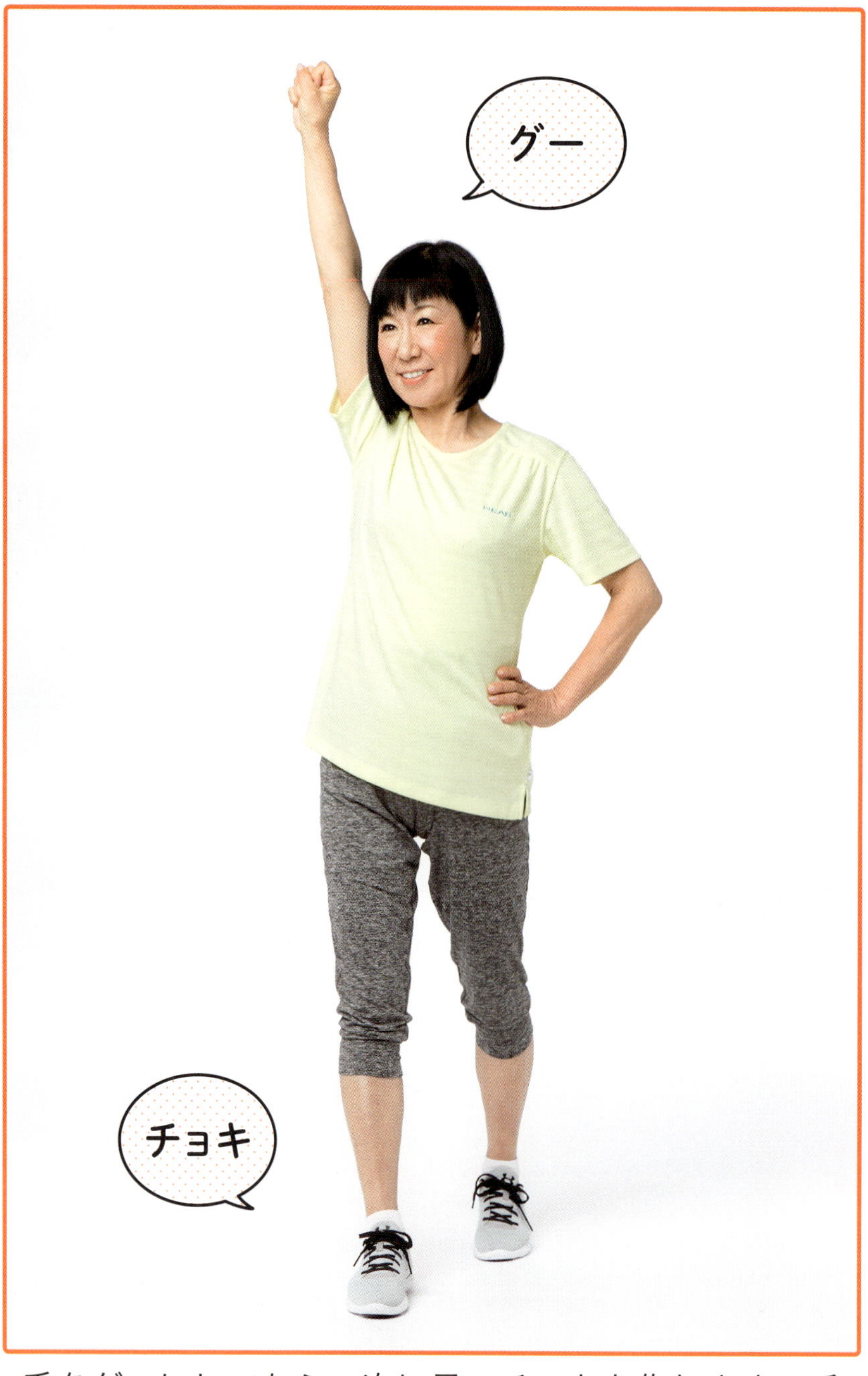

手をグーにしてから、次に足でチョキを作ります。手が勝つように、足の動作を瞬時に考えましょう。

2 手はチョキ、足をパーにして口に出して言う

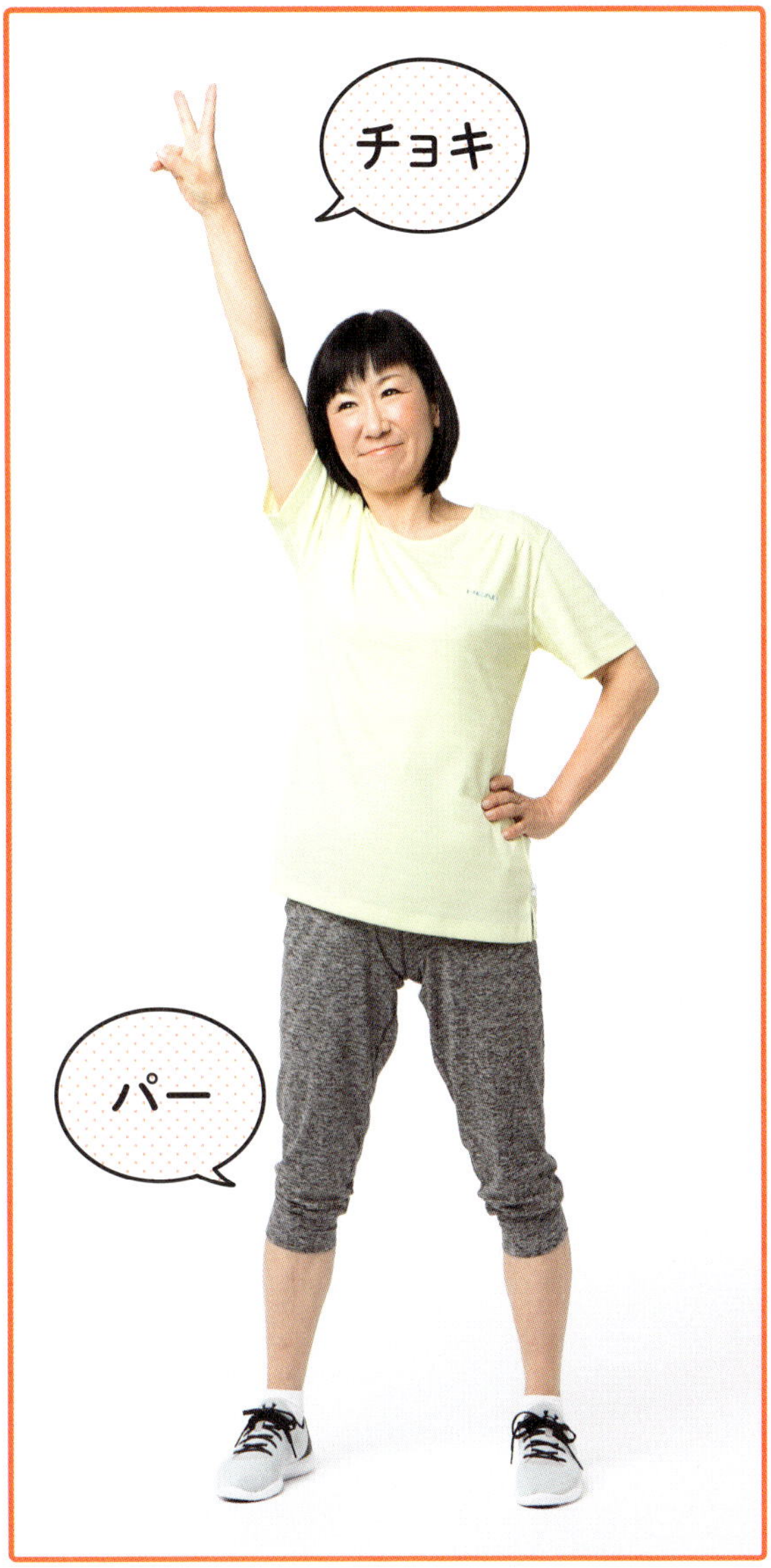

次は動作を変えて。手でチョキを出してから、足をパーにします。

3 手はパー、足をグーにして口に出して言う

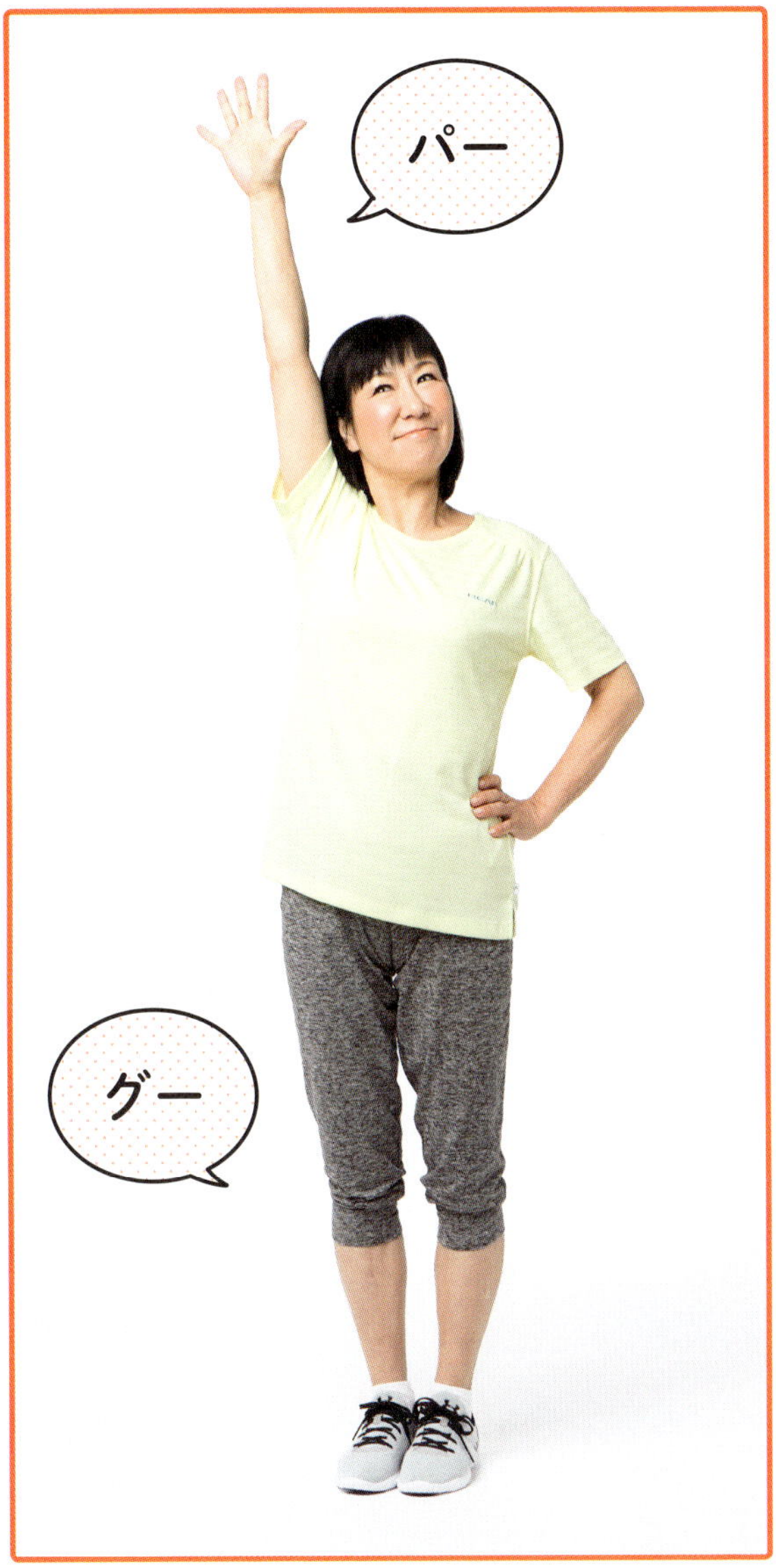

さらに動作を変えてみましょう。慣れてきたらスピードアップ！

ながら動作 3

手足じゃんけん［応用編①］

手が負け、足が勝つようにする

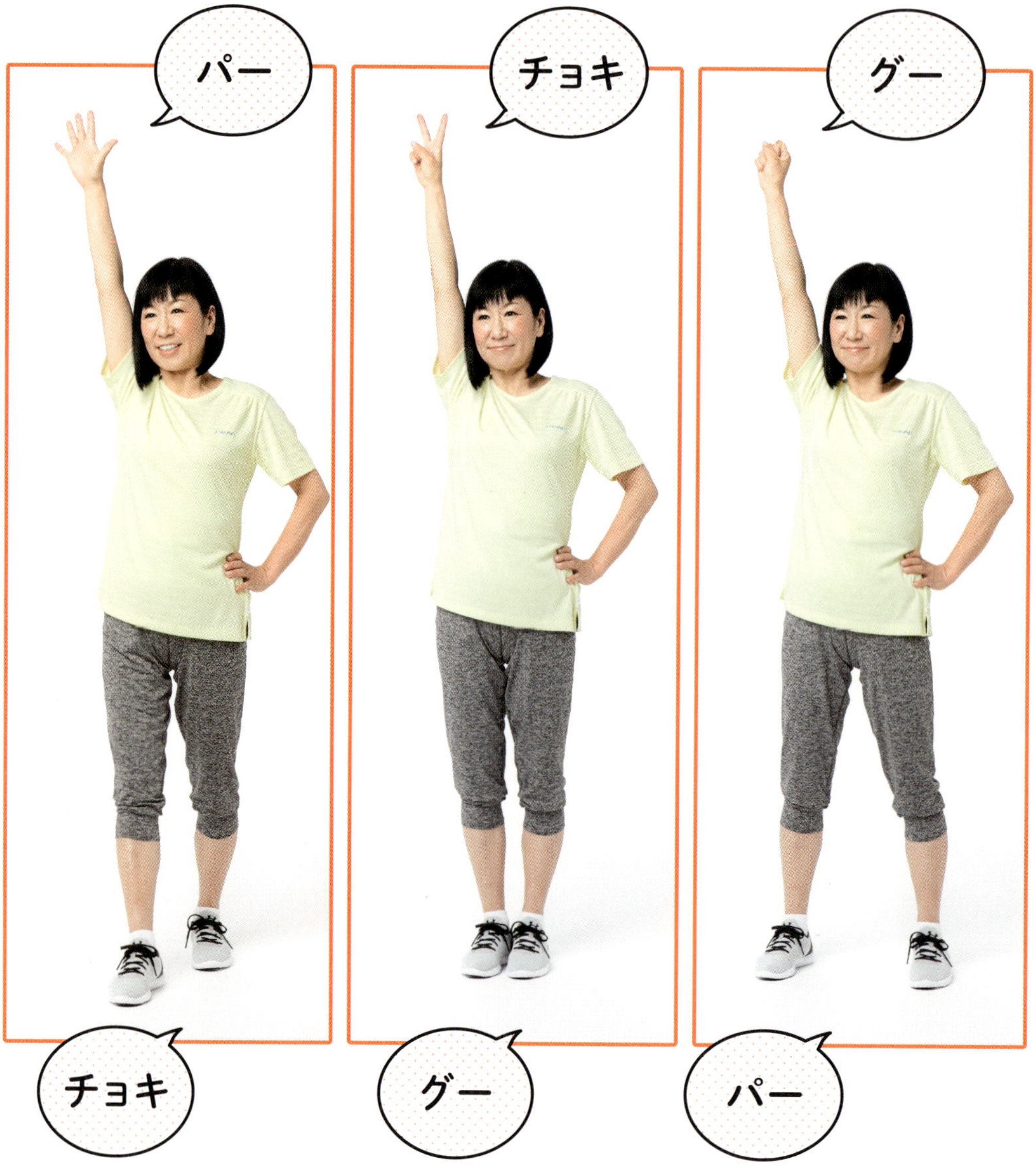

慣れてきたらルールを変えてみましょう。足がパーなら、手はチョキに。「パー！」「チョキ！」と声に出すことも大切です。

ながら動作 3

手足じゃんけん［応用編②］

手と足があいこになるようにする

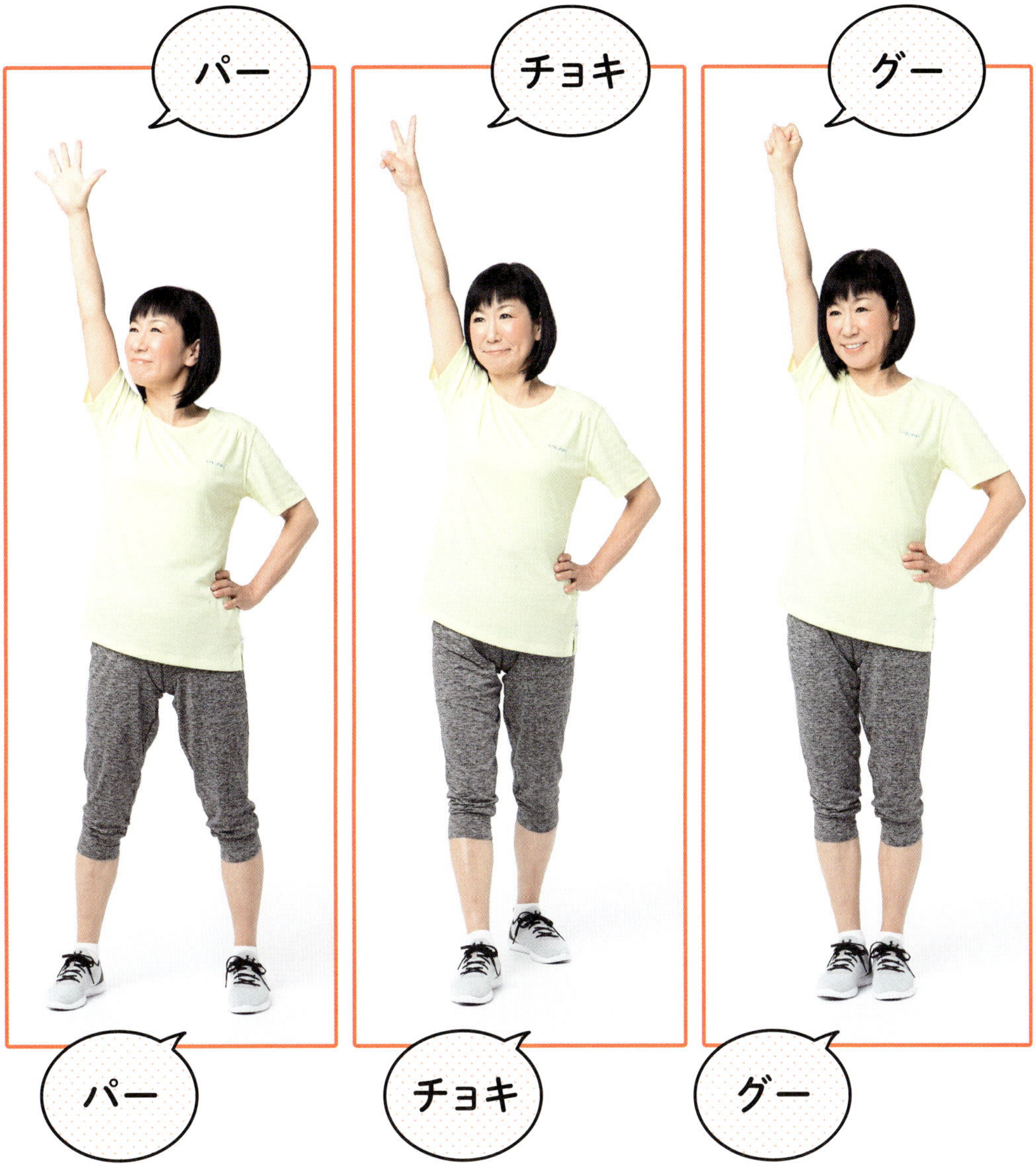

さらにルール変更。基本と応用①②を混ぜながら、大きく体を動かしましょう。スピードアップして楽しくやってみて。

左手でやってみる

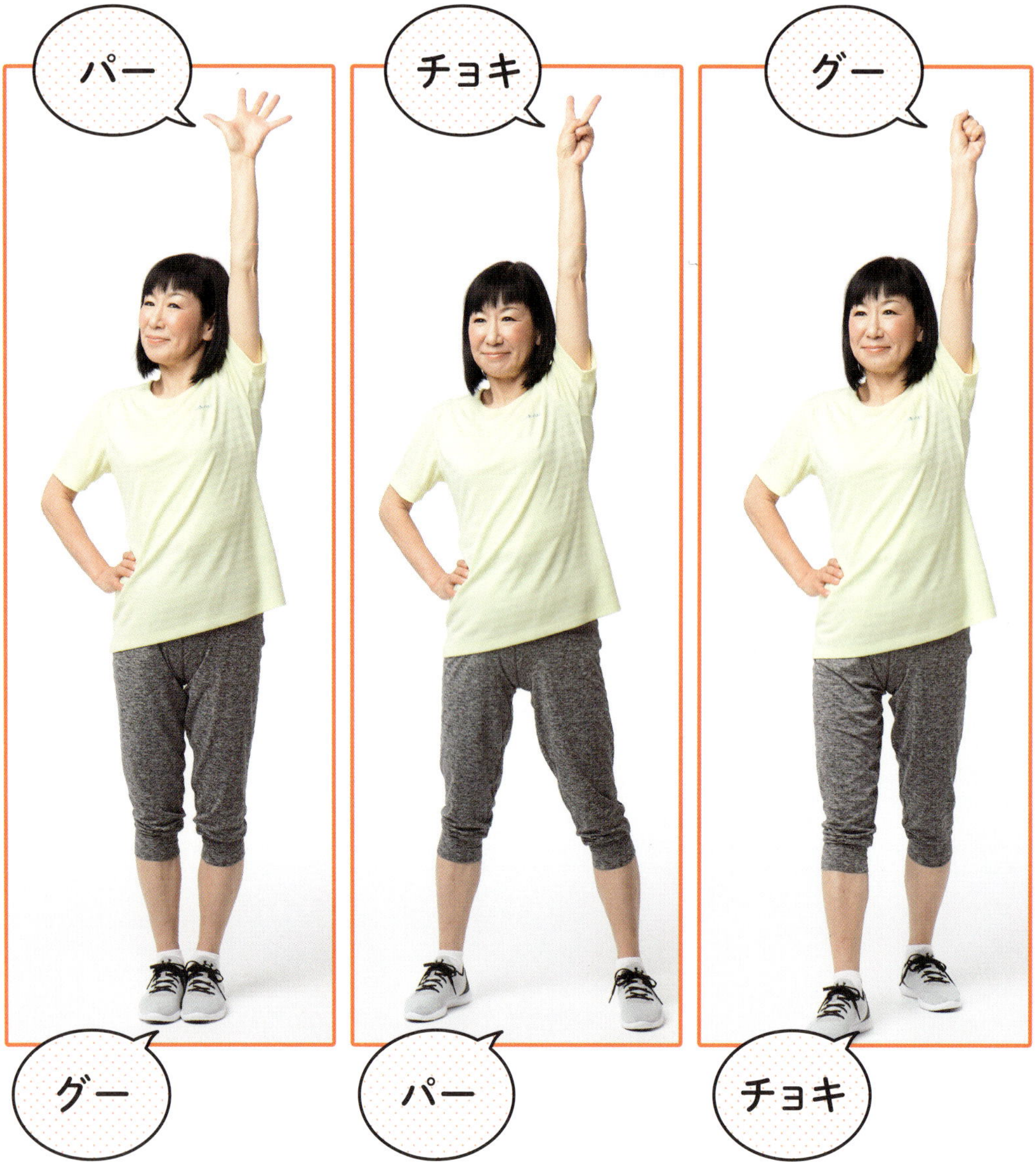

手を左に変えてじゃんけんを。利き手ではない方を足と一緒に動かすのはけっこう難しいものです。がんばって！

ながら動作
3

手足じゃんけん［応用編④］

両手と足でやってみる

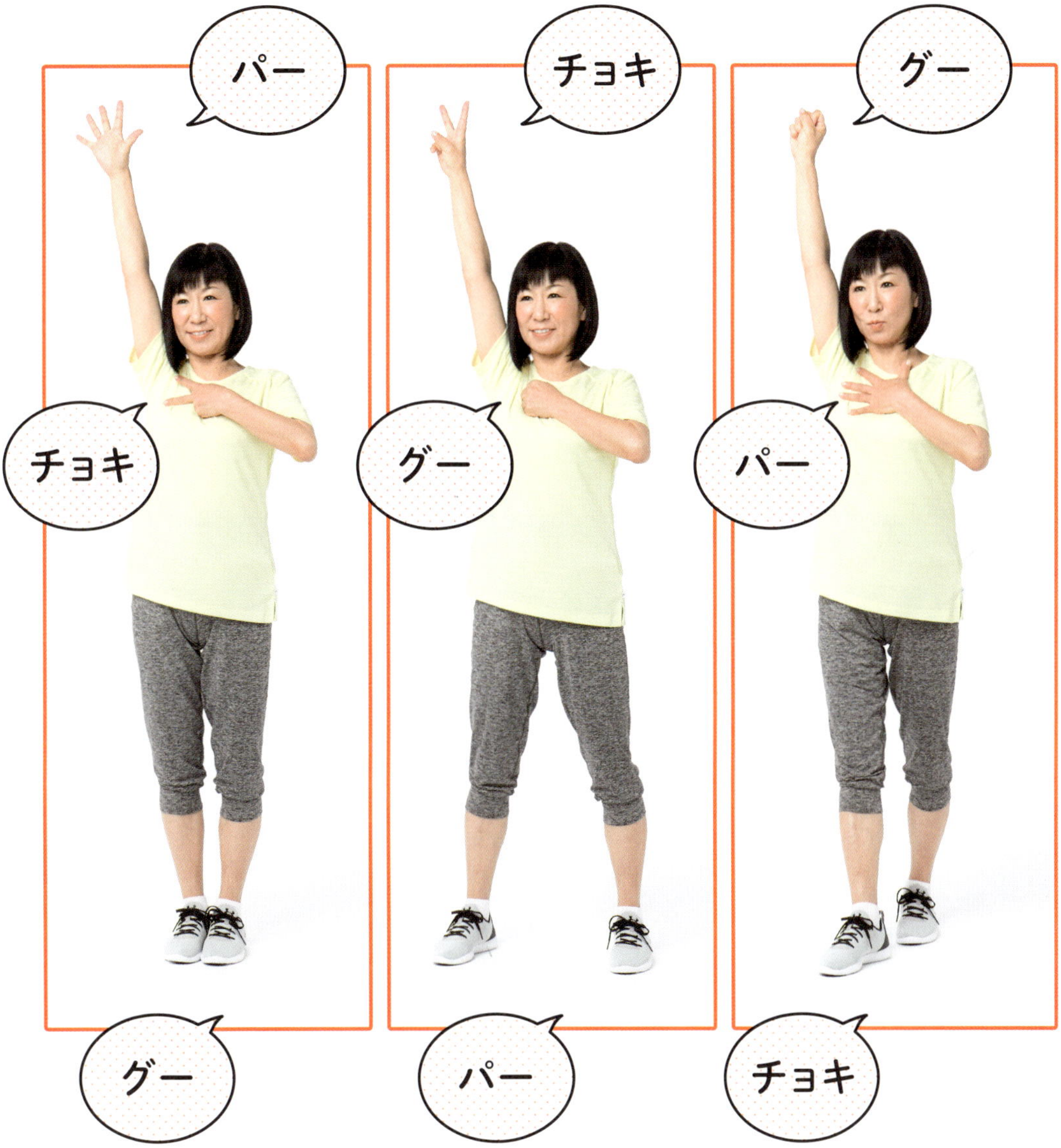

左右の手と足で違う動作をします。右手が足に勝ち、左手が右手に勝つ…というルールです。頭をフル回転させて楽しくトライ！

ながら動作 4

かたつむりチョキ&グー

1 片手はチョキ、片手はグーでかたつむりを作る

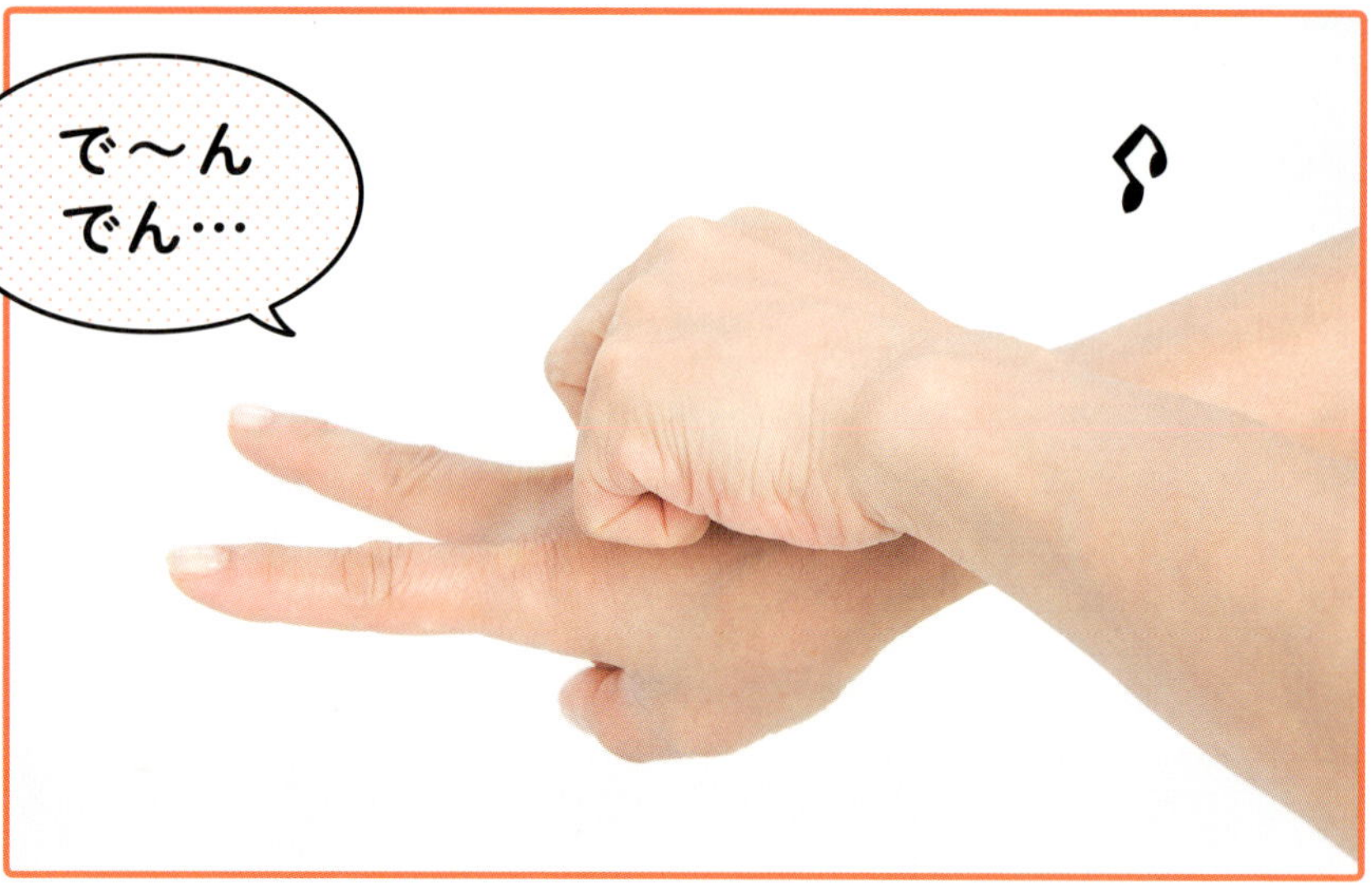

右手のチョキは角で、左手のグーは殻。両手でかたつむりの形を作り、かたつむりの歌を歌い始めましょう。

2 「むしむし〜」と歌い続けながら左右の手を変える

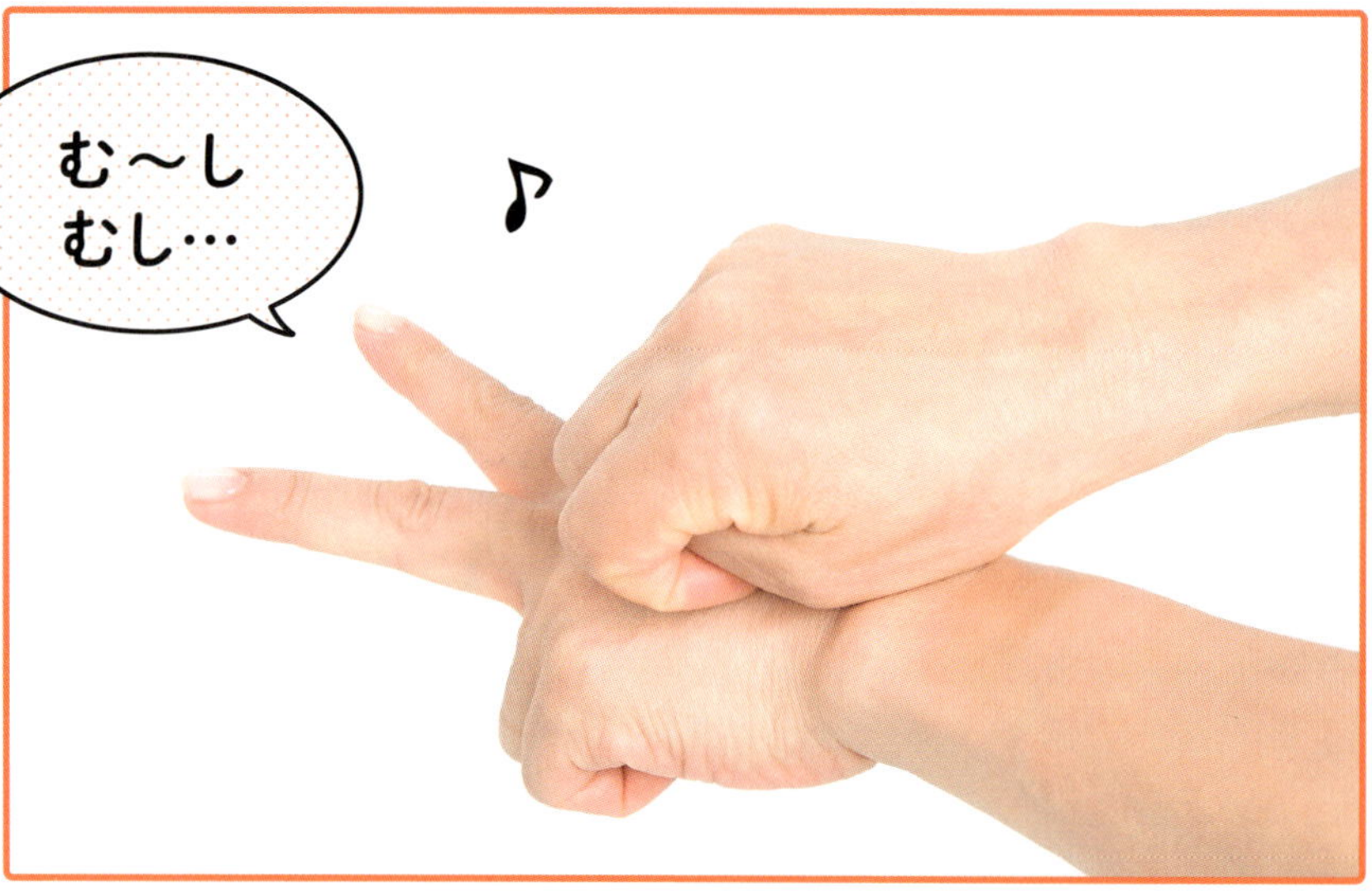

リズムに合わせて、かたつむりの形を変えます。今度は左手がチョキ、右手がグーです。

③ 歌い終わるまでくり返し続ける

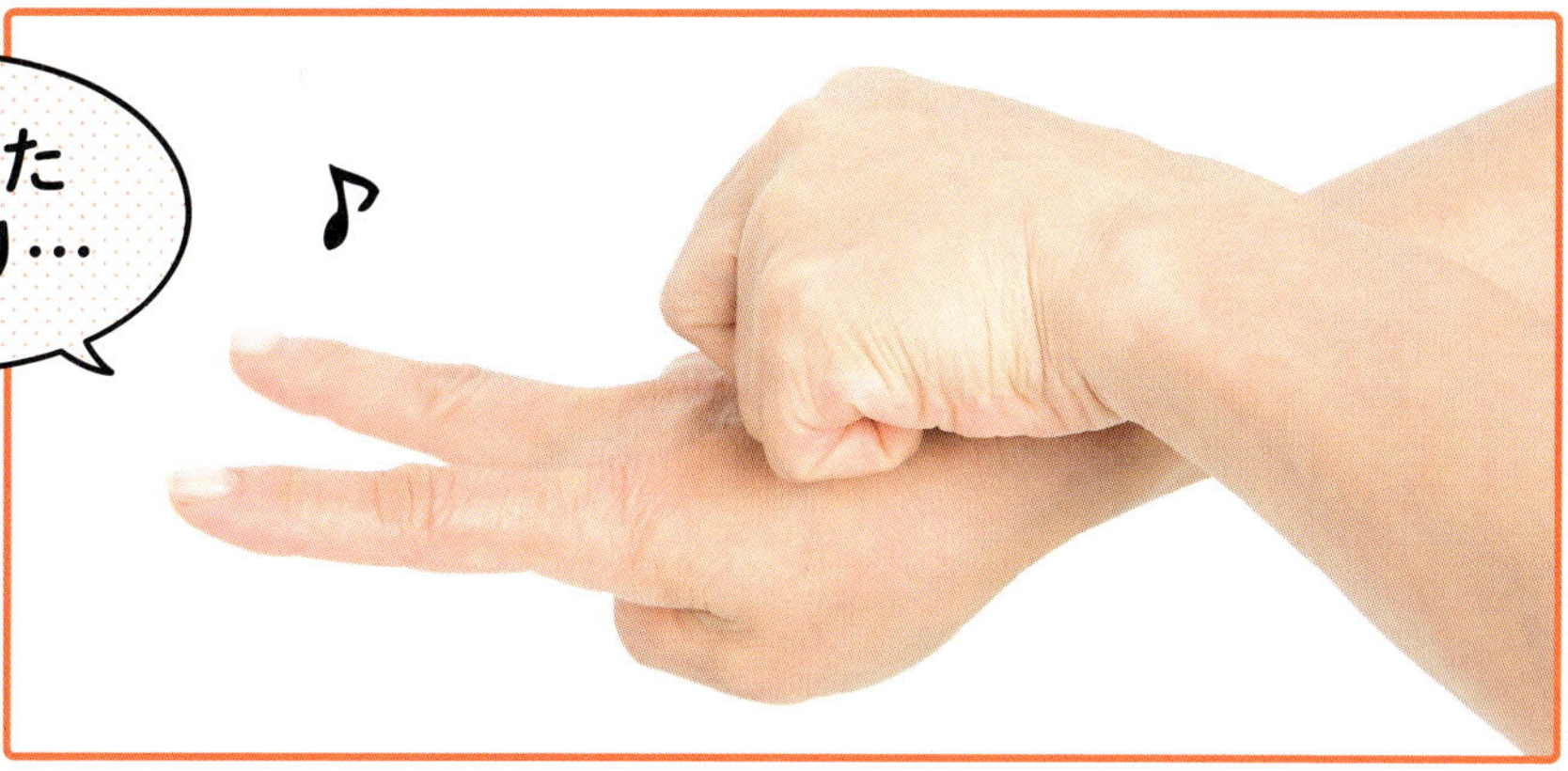

両手の動作を交互にくり返しながら、歌いましょう。

④ 次は上をチョキにしてもう1曲

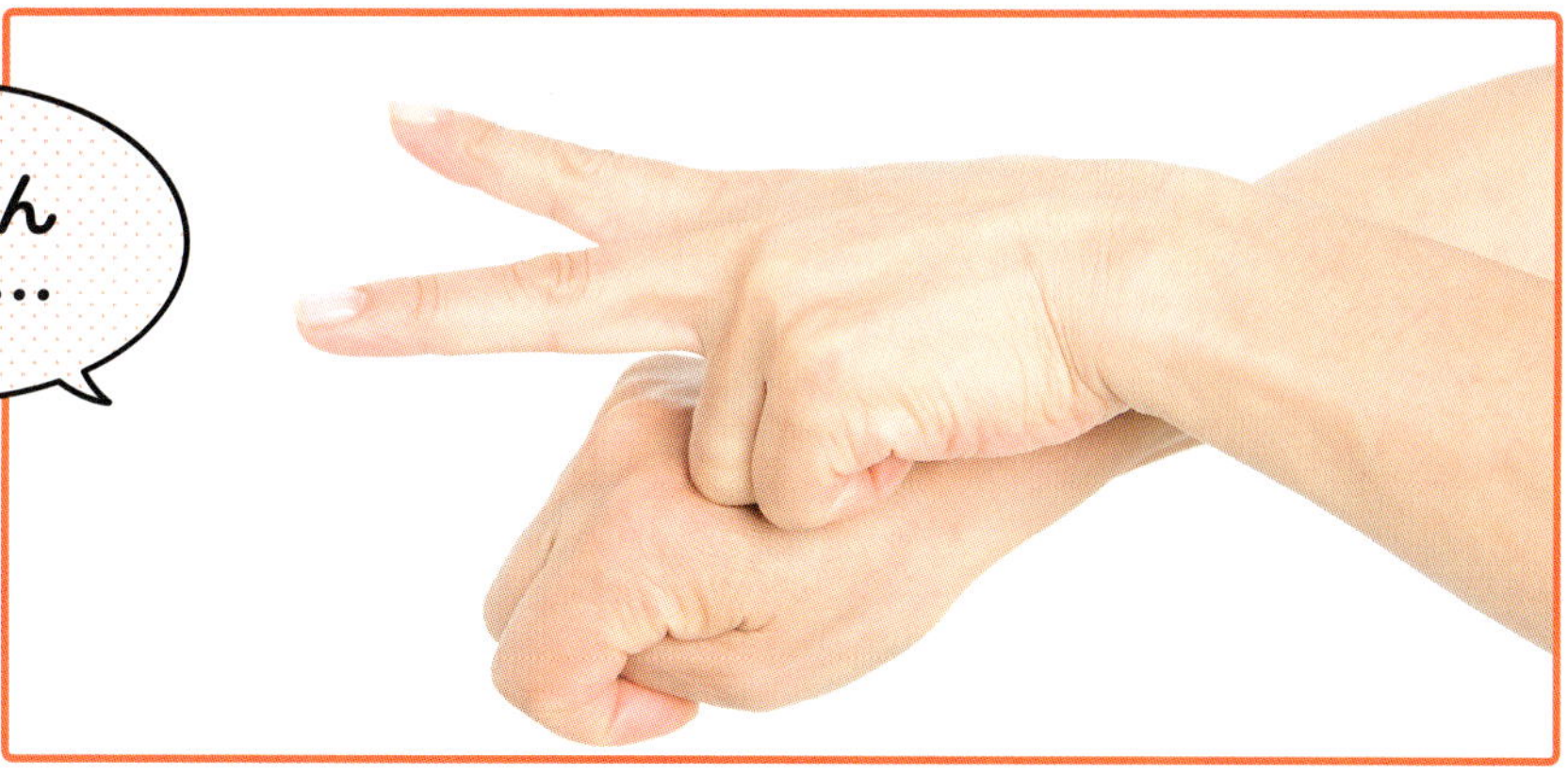

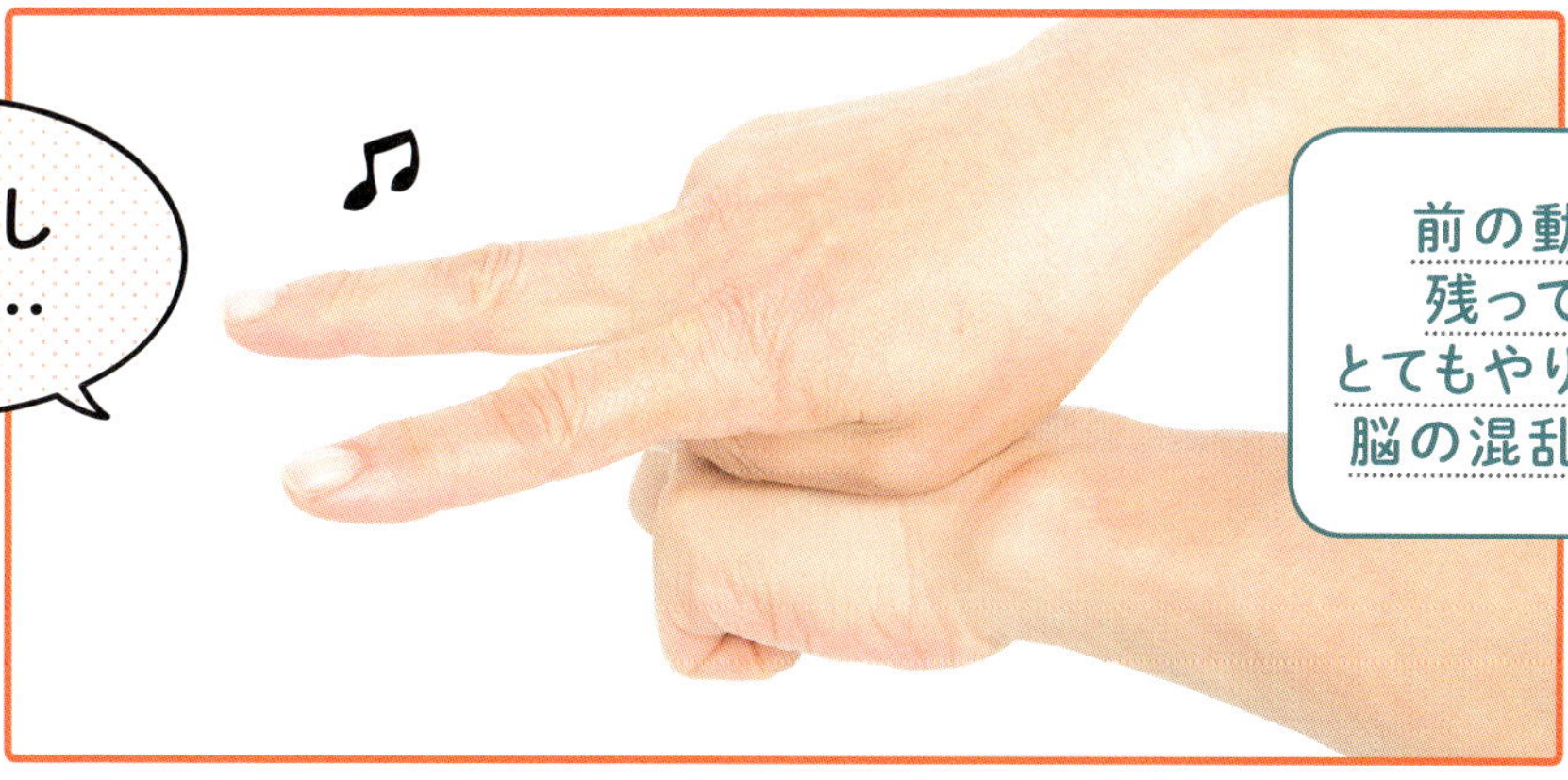

前の動作が頭に
残っているので
とてもやりづらいはず。
脳の混乱を楽しんで！

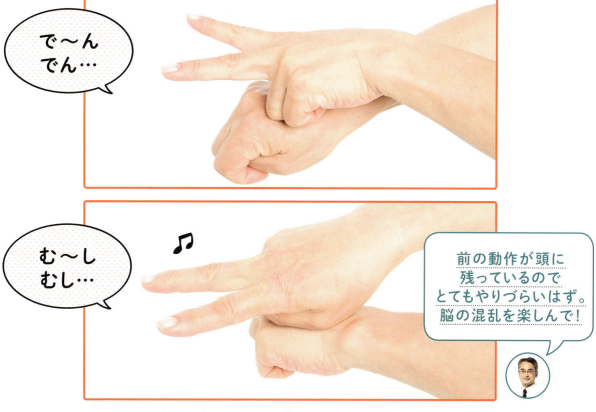

かたつむりの形をアレンジ。スピードを上げてみて。

ながら動作5

両手で鏡数字［基本編］

1 空間に両手で鏡文字のように文字を書く

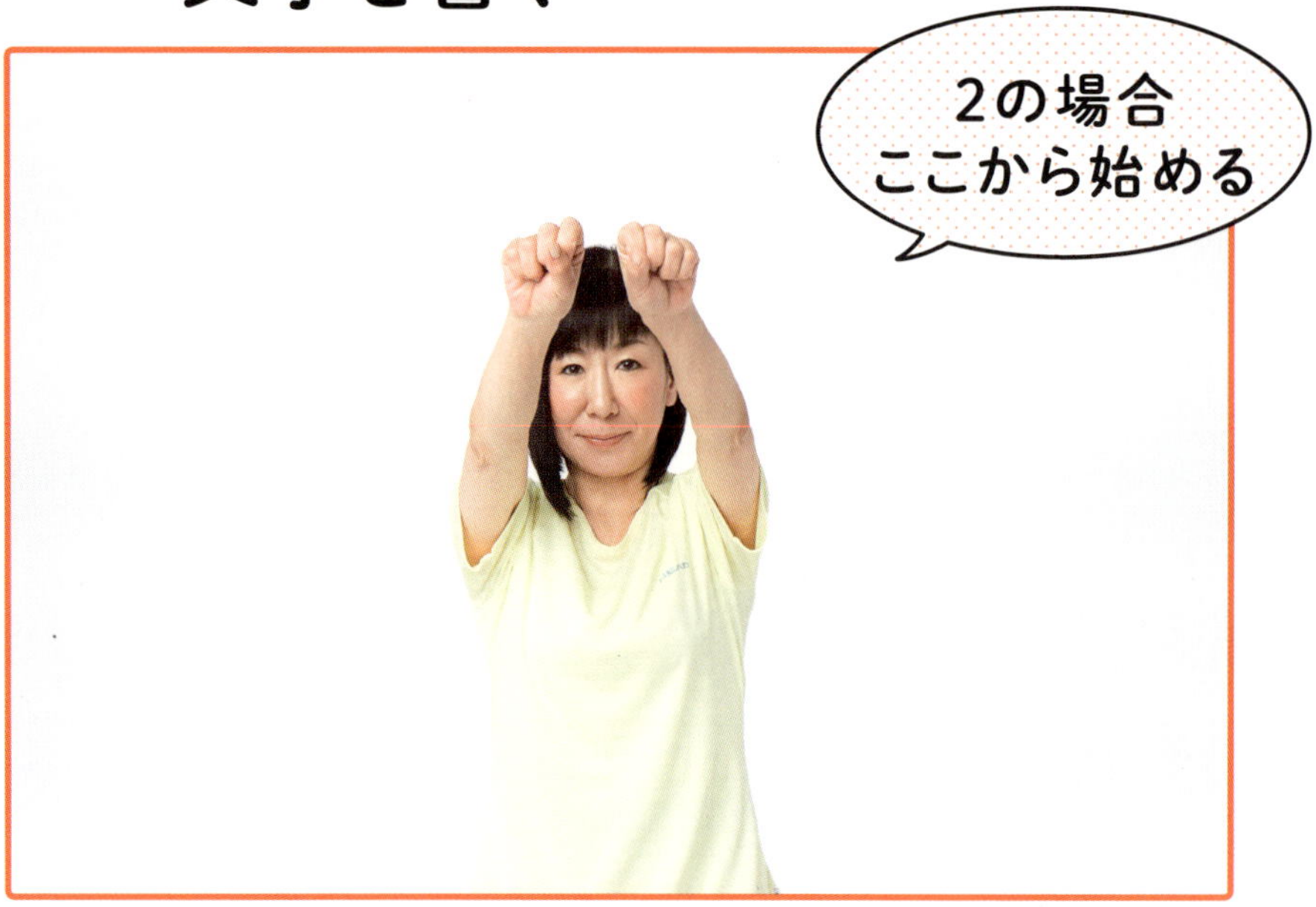

右利きの場合は、右手で数字を。左手は右手の動きを写すように逆の動きをします。「2」でやってみます。

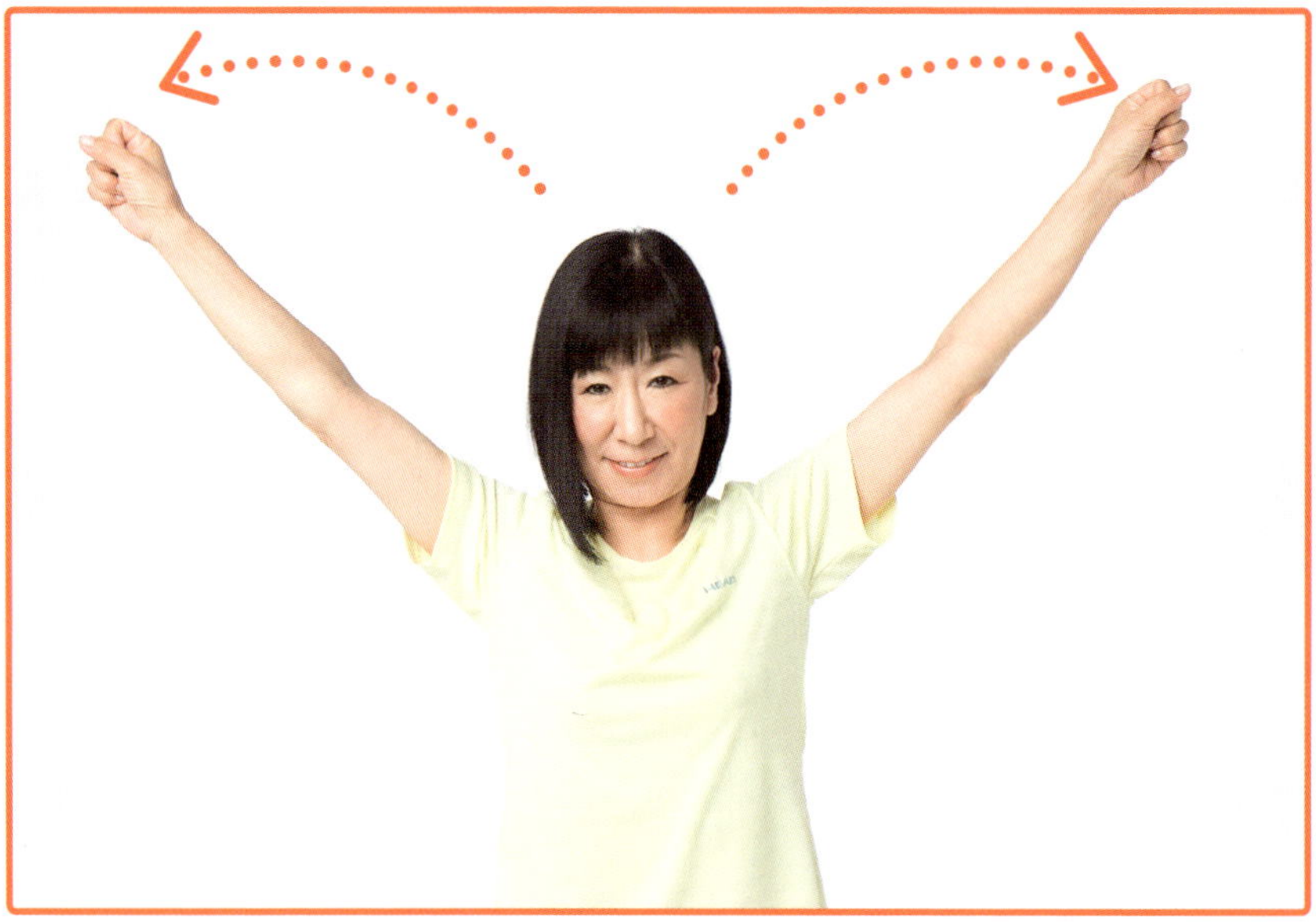

「2」の上部のカーブを描いているところ。左手の動きは、鏡のように右手の逆になります。

❷ できるだけ腕を大きく使って 1～10を書いてみる

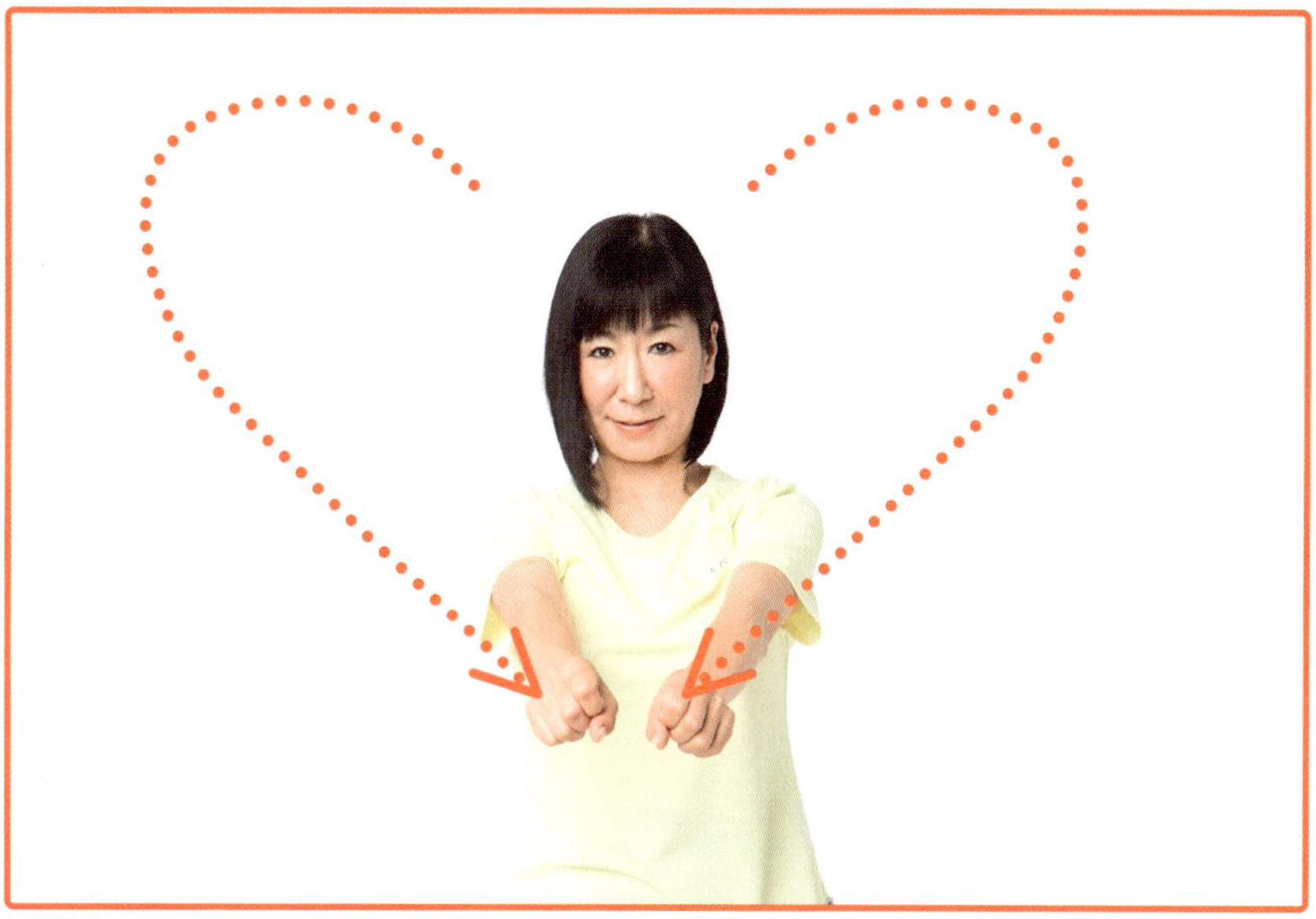

「ながら動作」は頭と体を一緒に動かすことが大事。腕を大きく使えば、肩や肩甲骨の運動にもなります。

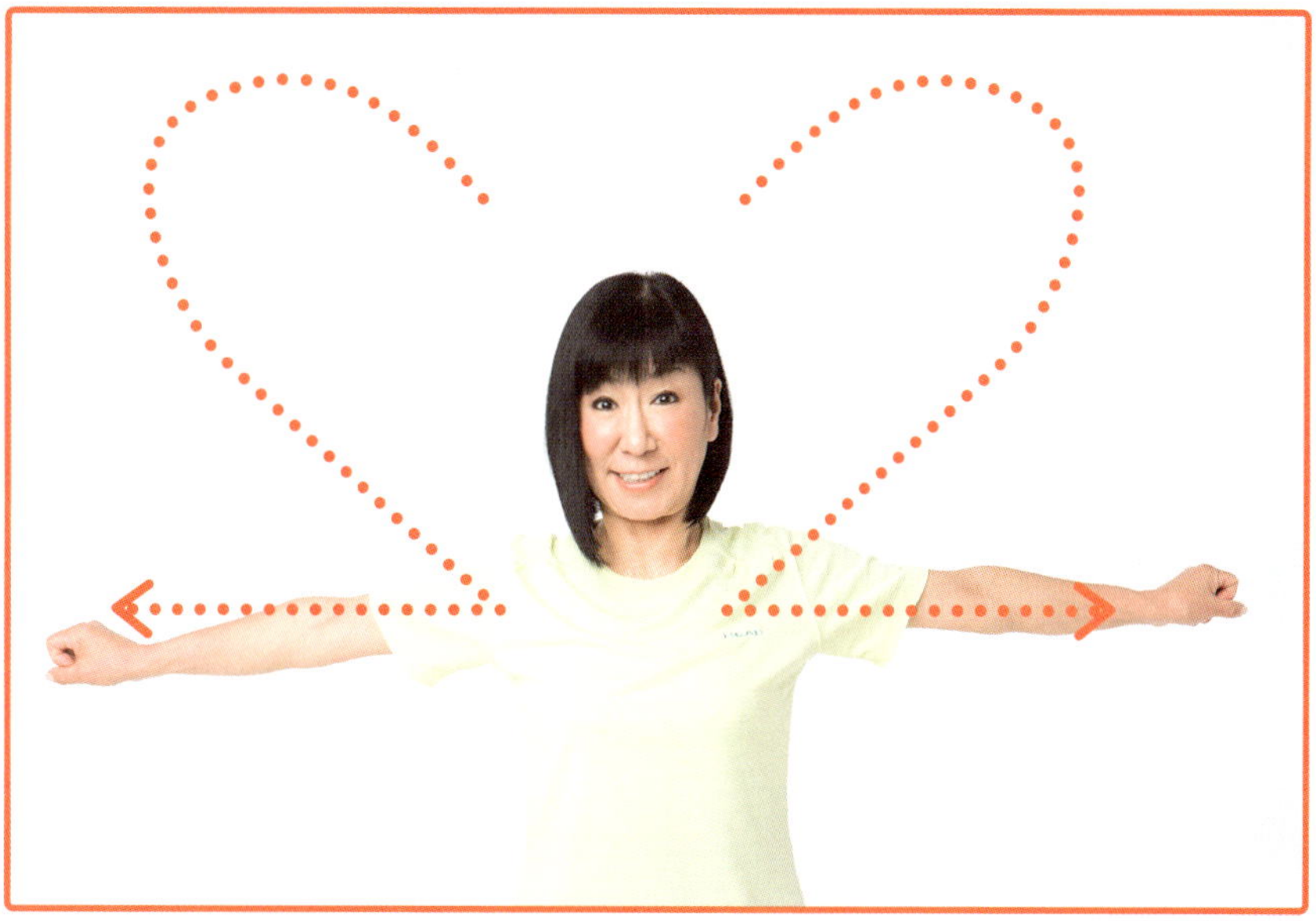

空間に２つ、大きな「２」ができました！　スピードを上げながら、他の数字も書いてみましょう。

ながら動作5
両手で鏡数字［応用編］

逆向きに書く

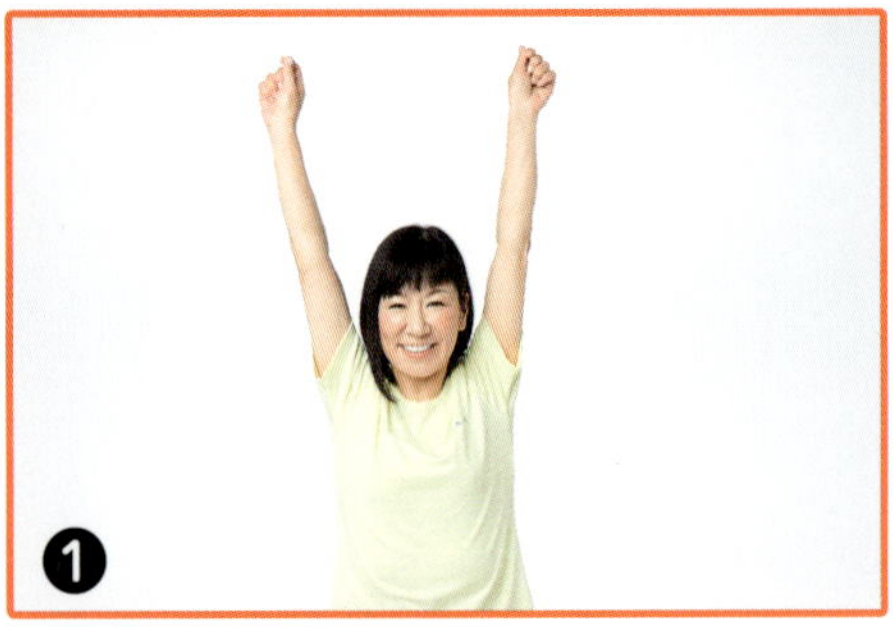

「4」を書きましょう。

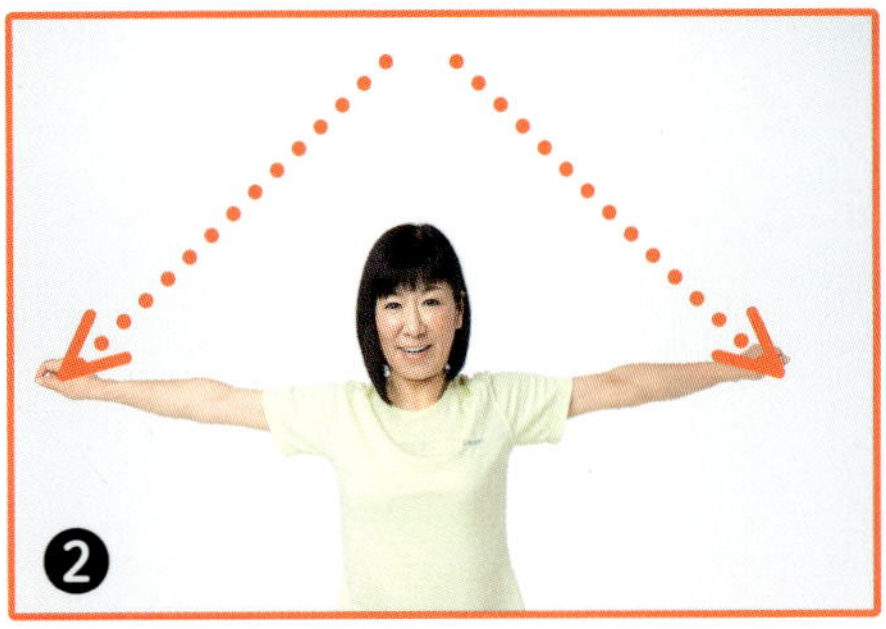

左手は普通の「4」を。

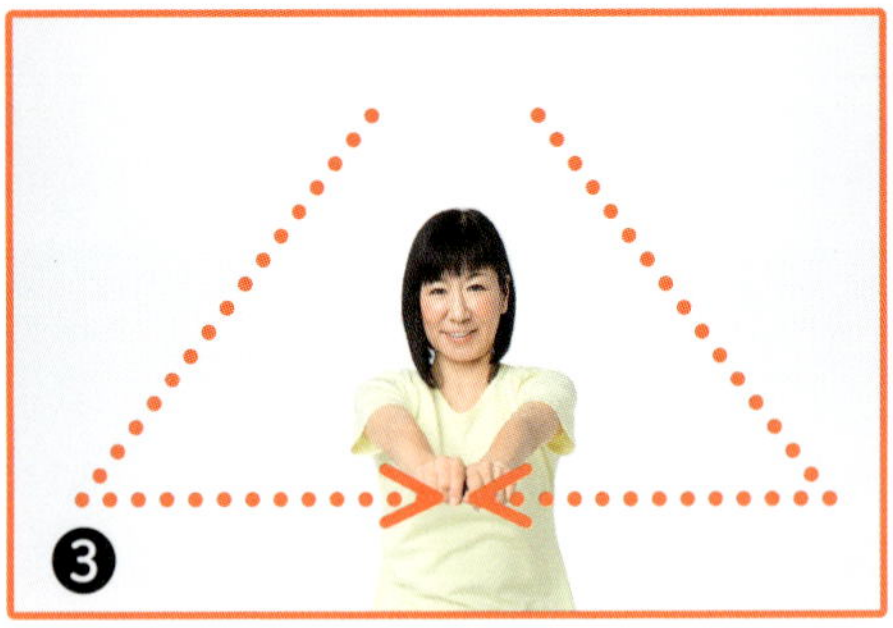

右手は左の動きを写して。

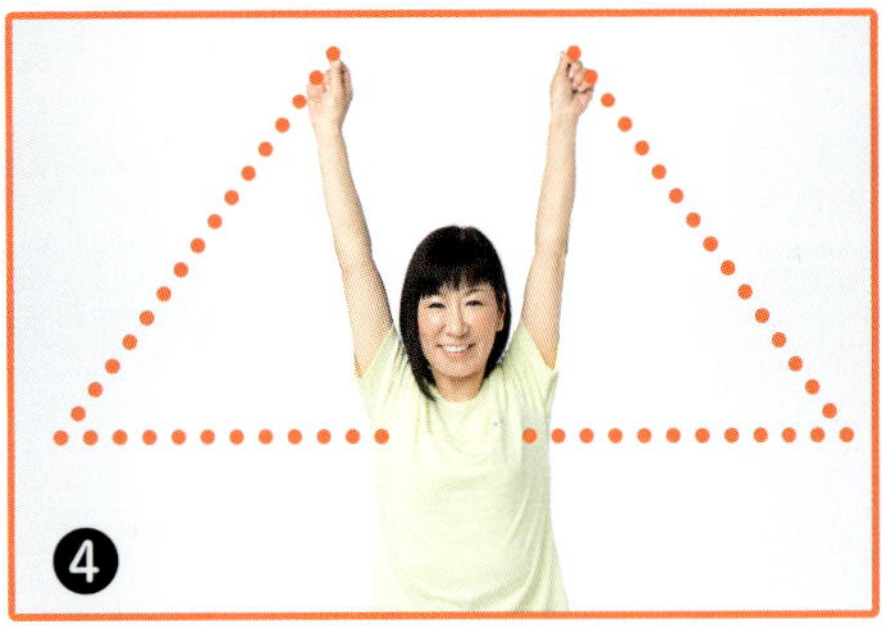

腕を大きく使って…。

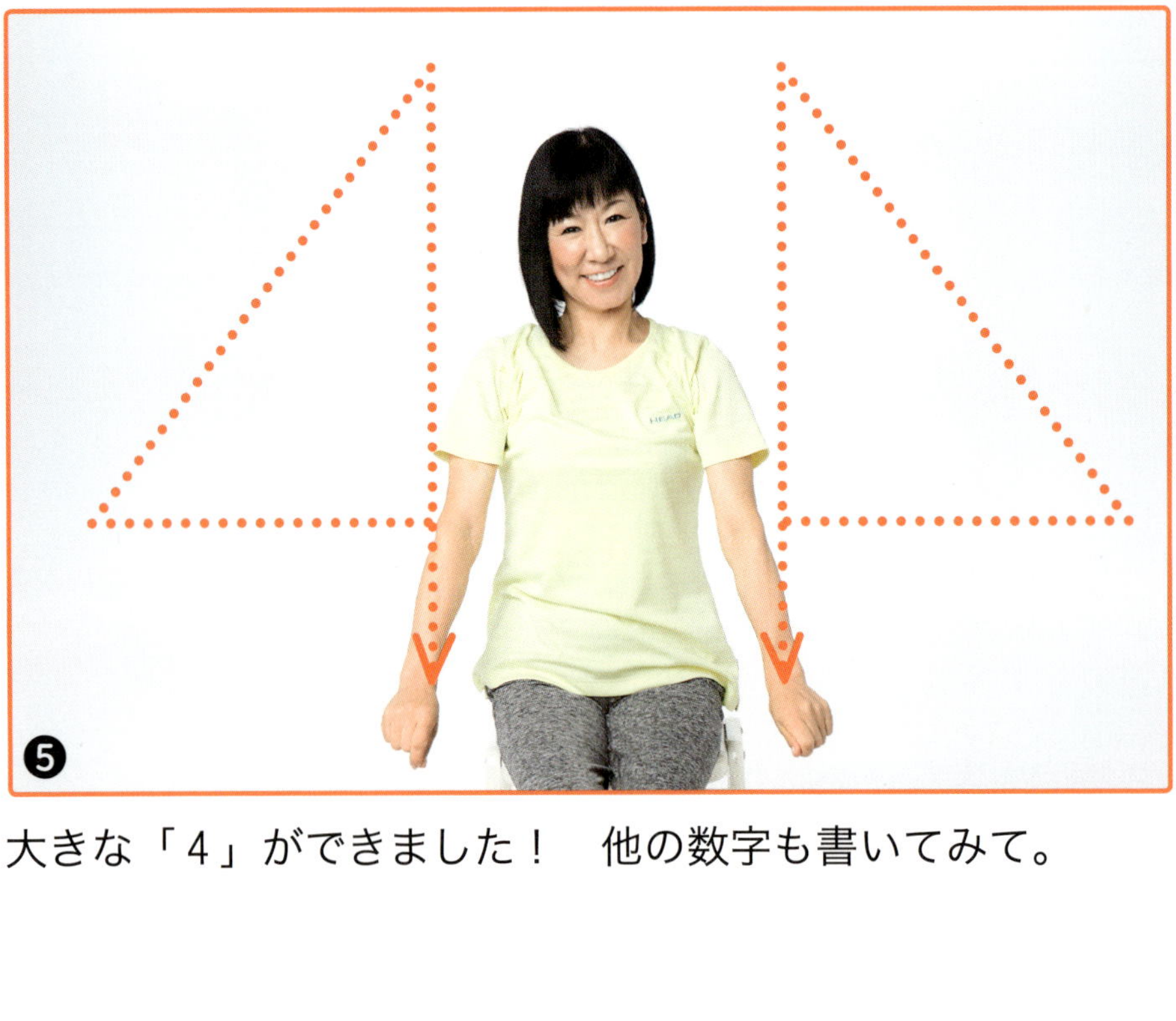

大きな「4」ができました！　他の数字も書いてみて。

ひらがなを書く

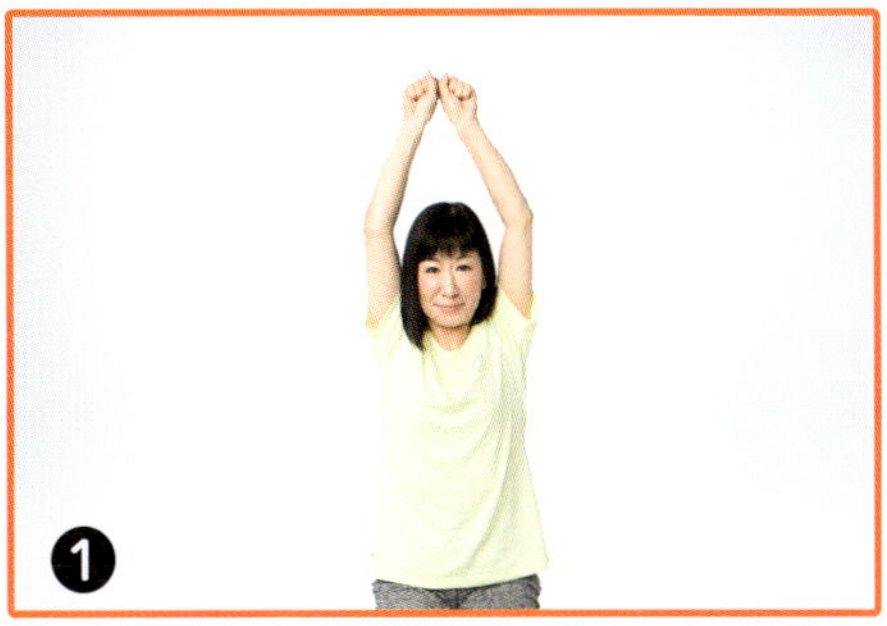

「ん」に挑戦！

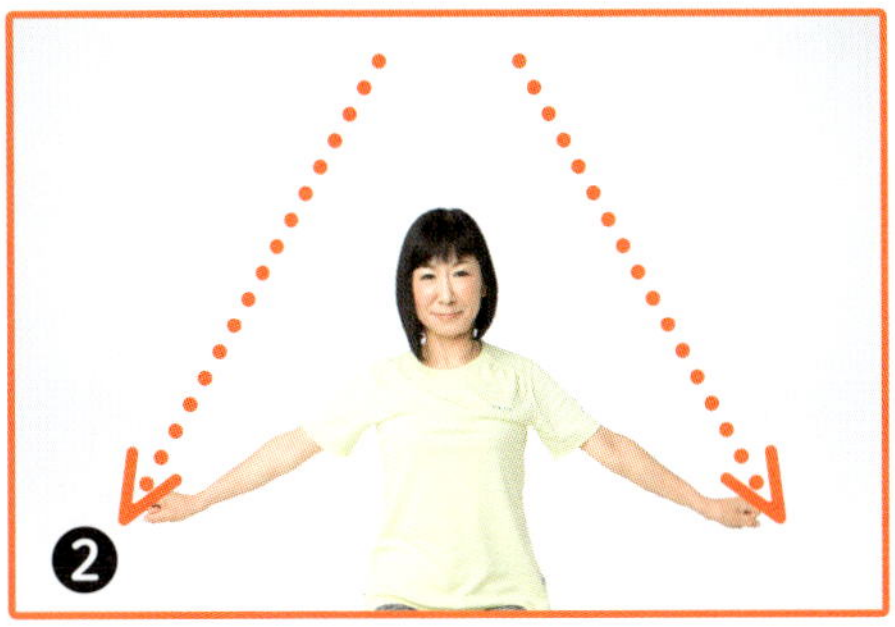

左手で「ん」を描きます。

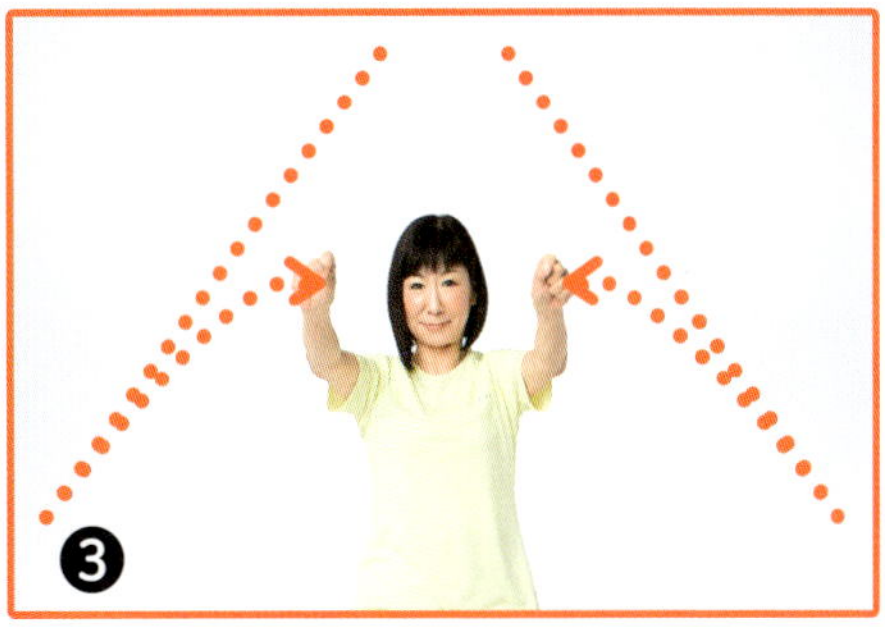

右手は左の動きを写して。

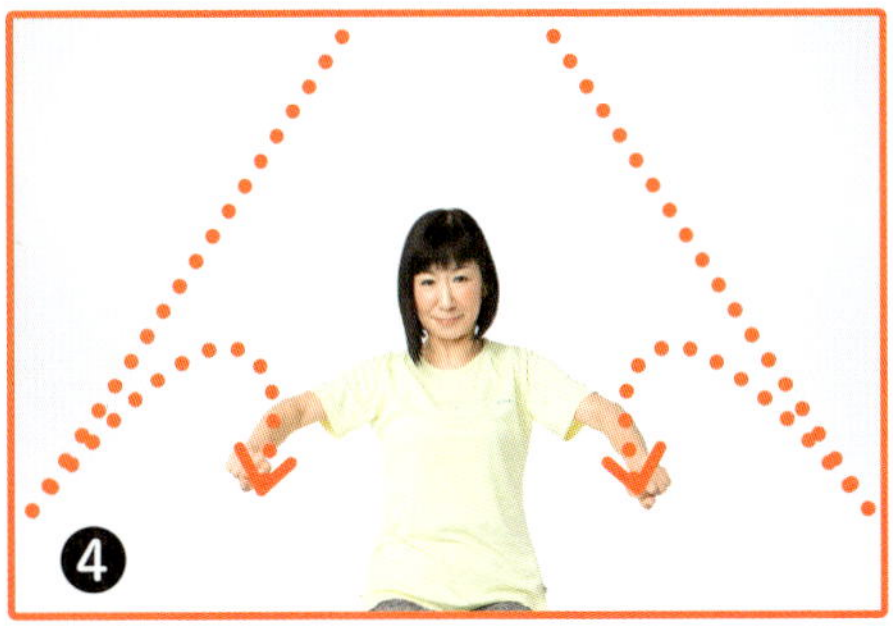

もう少し！

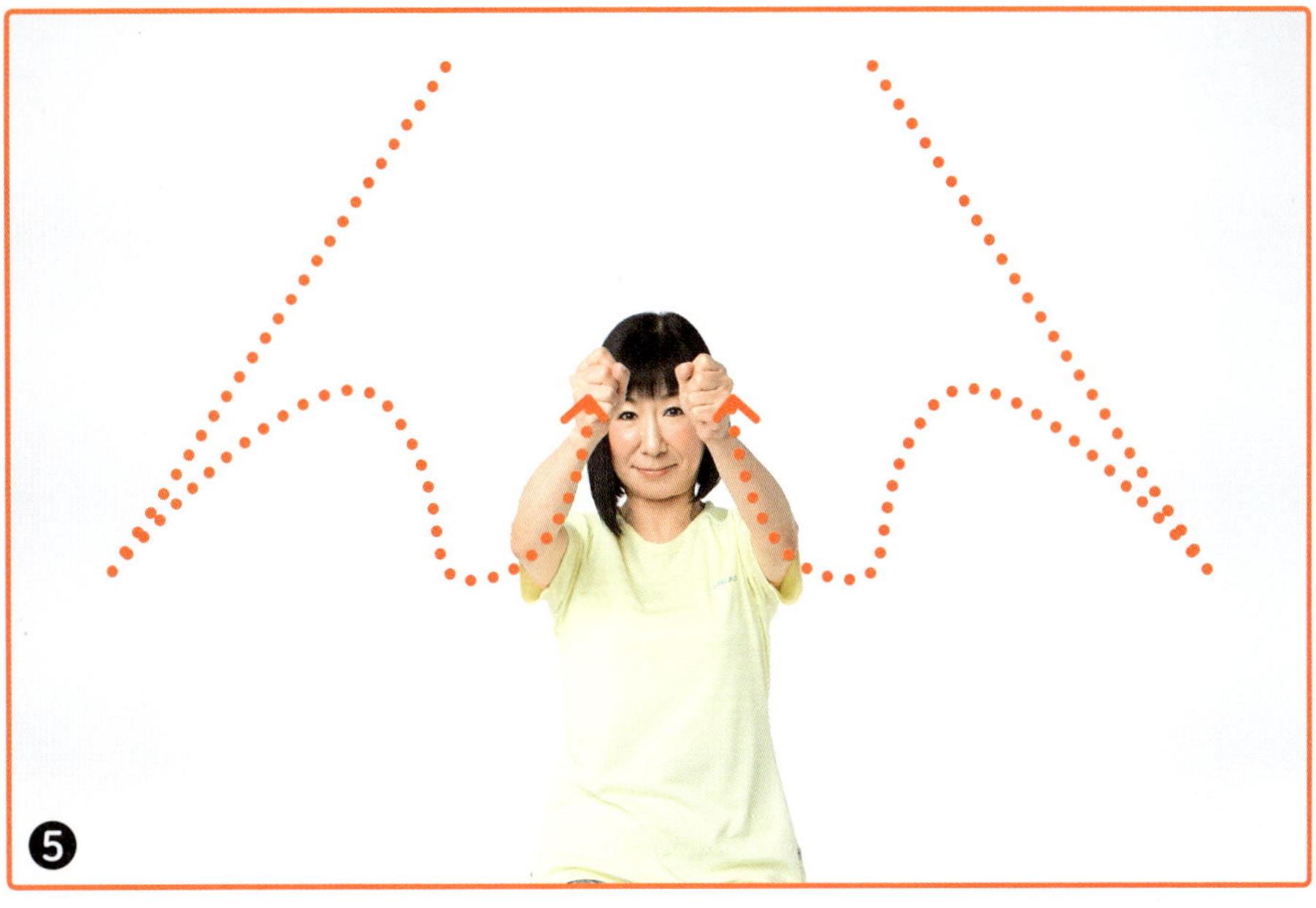

できました！　左右の動きを逆にして他の字にもトライ！

ながら動作 6

入れ替えチョキチョキ

① 片手はチョキ、片手はピストルにする

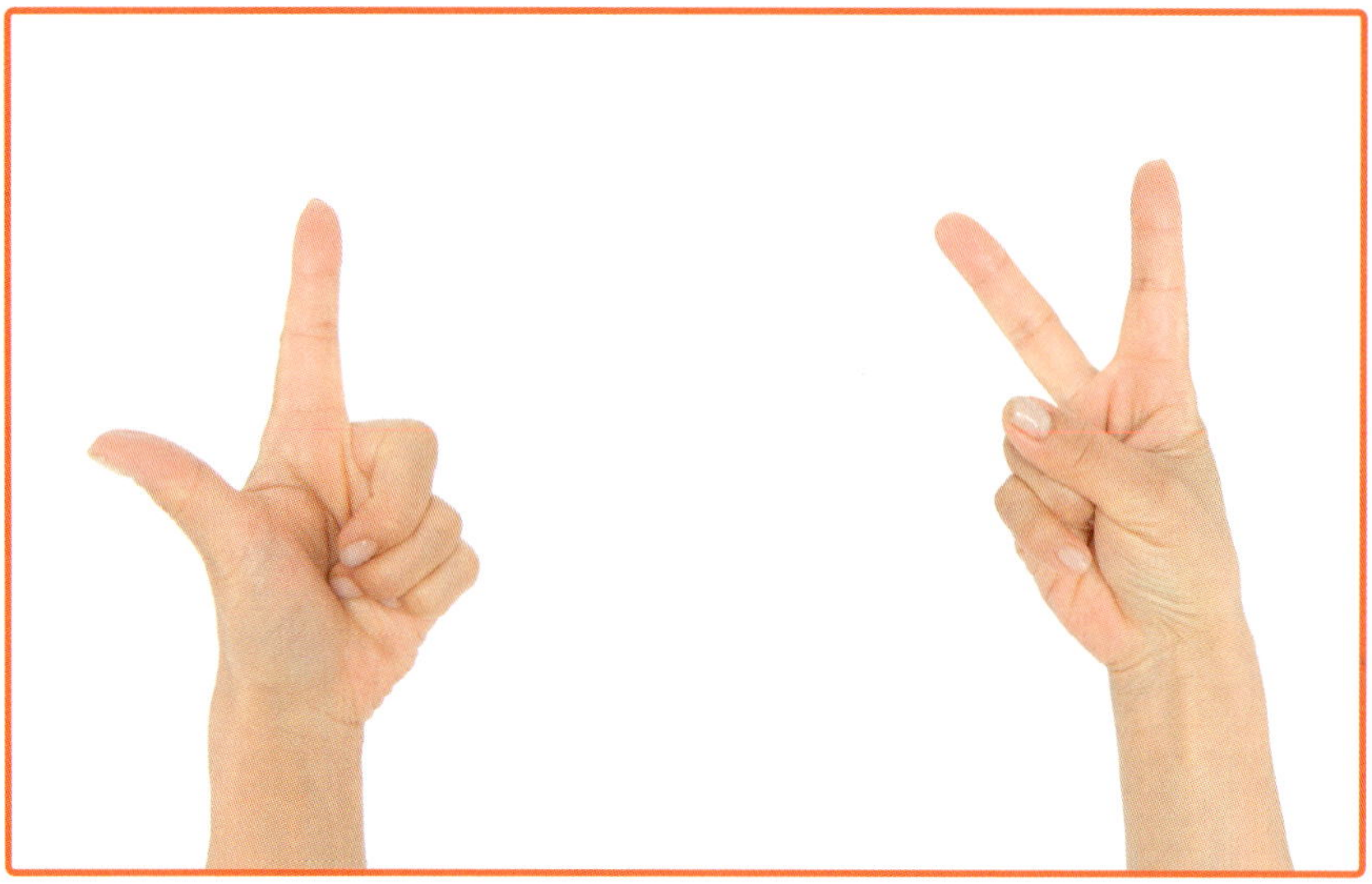

左右の手でそれぞれ違うチョキの形を作ります。まず右手は人差し指＆中指。左手は親指＆人差し指で。

② 左右のチョキを入れ替える

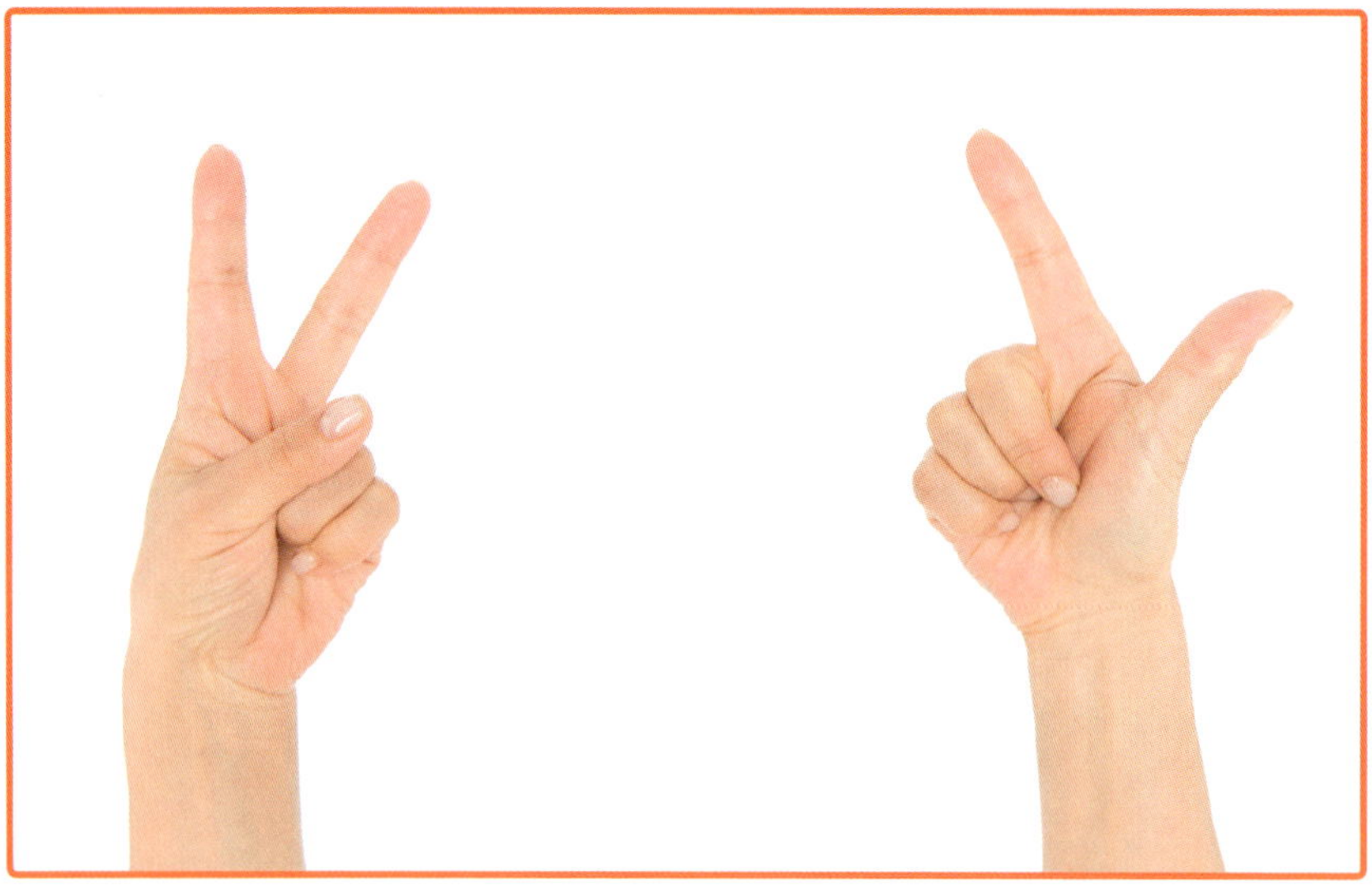

①の形を瞬時に左右入れ替えてみましょう。一瞬、あれ？と混乱するかもしれませんが、あわてないで。

③ リズミカルに10回くり返す

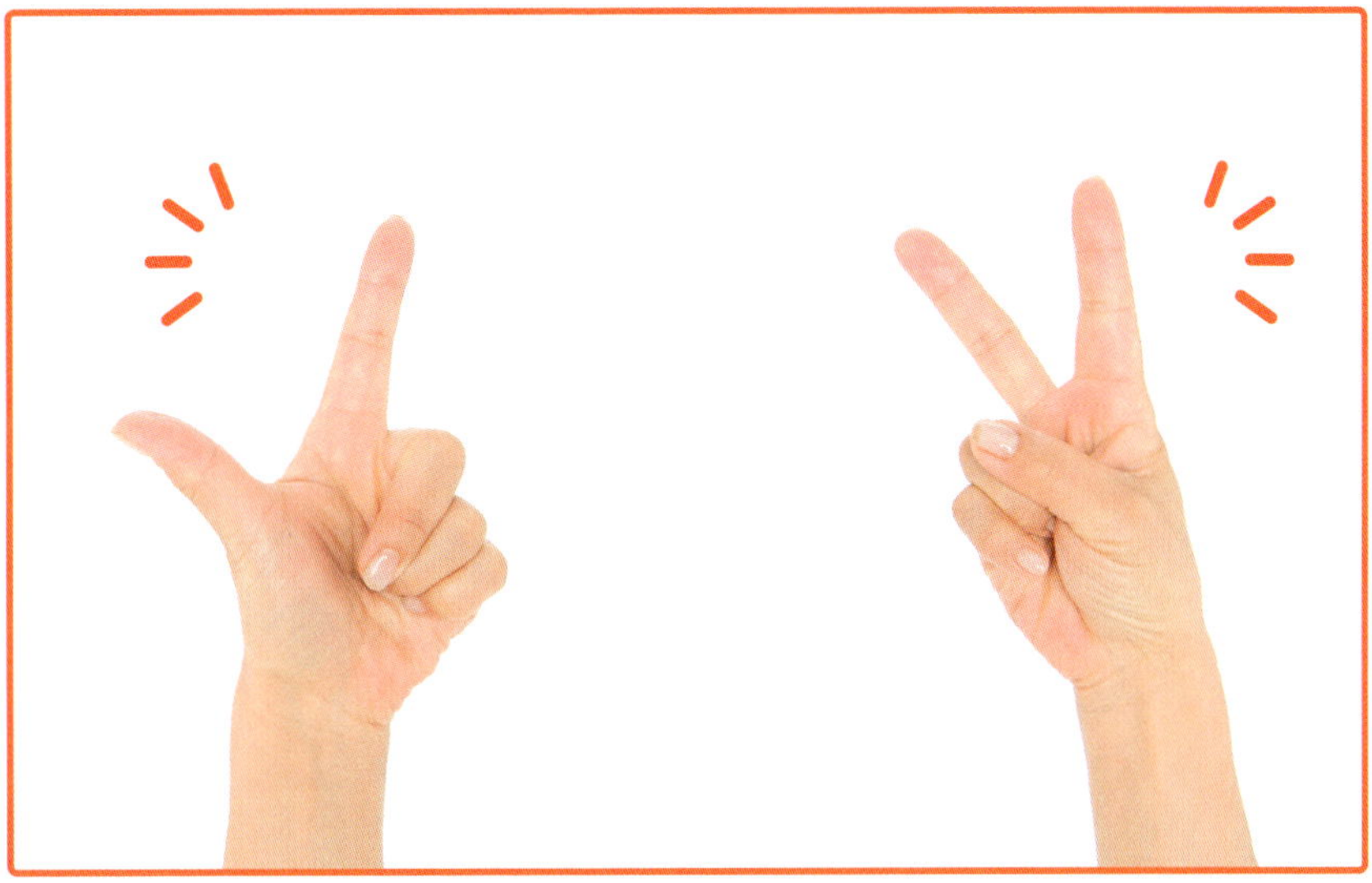

①②をできるだけスピーディにくり返しましょう。途中で間違えたら、あきらめずにもう一度！

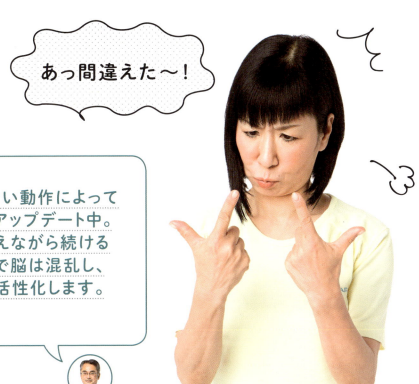

あっ間違えた～！

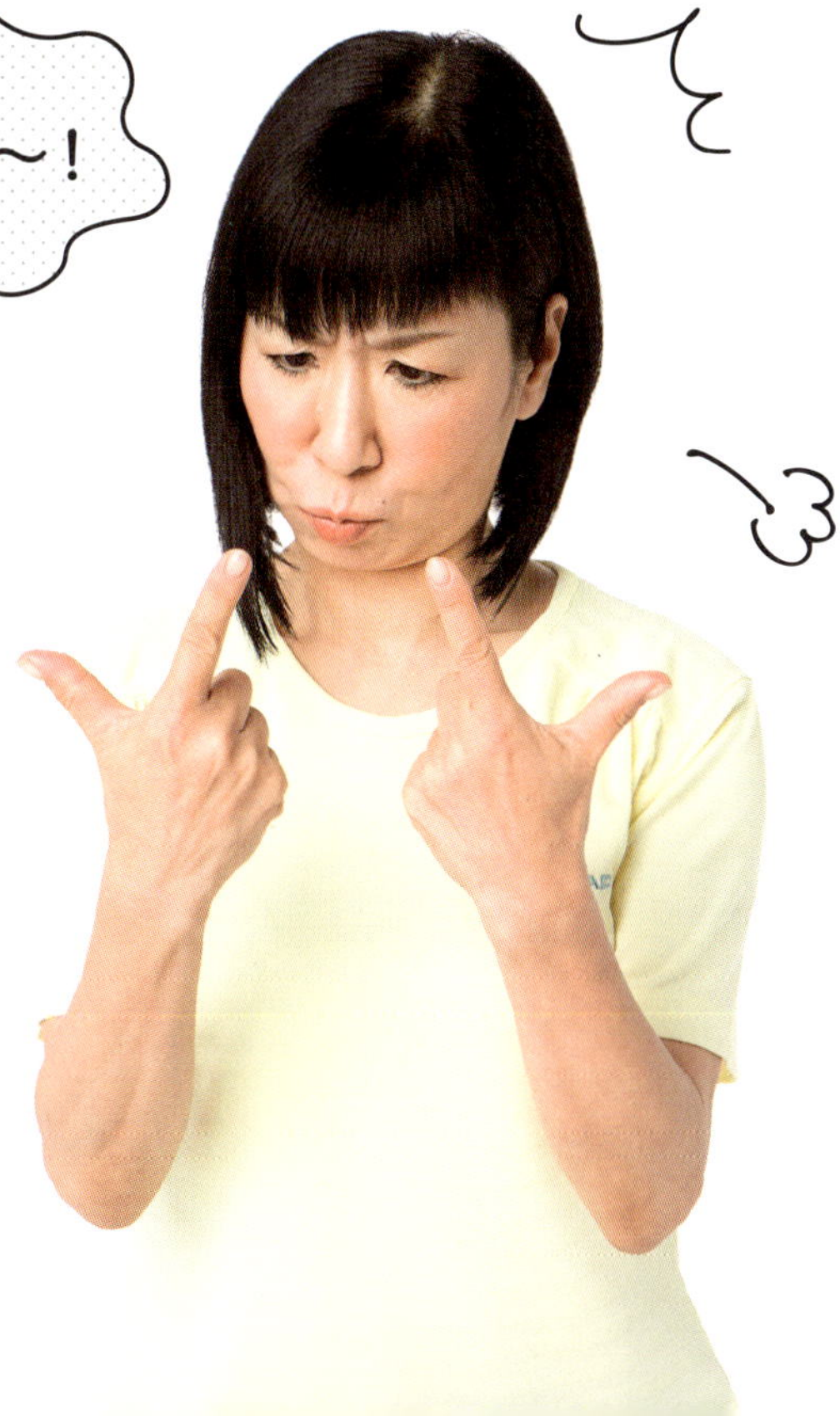

慣れない動作によって
脳がアップデート中。
間違えながら続ける
ことで脳は混乱し、
より活性化します。

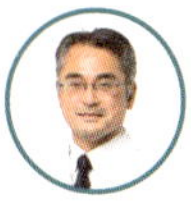

ながら動作 7

つま先かかとトントン

1 イスに座り 両手をひざの上に

「ながら動作」体操の最後は、なかなか難しい動き。まず写真のように手をひざに置いてスタンバイしましょう。

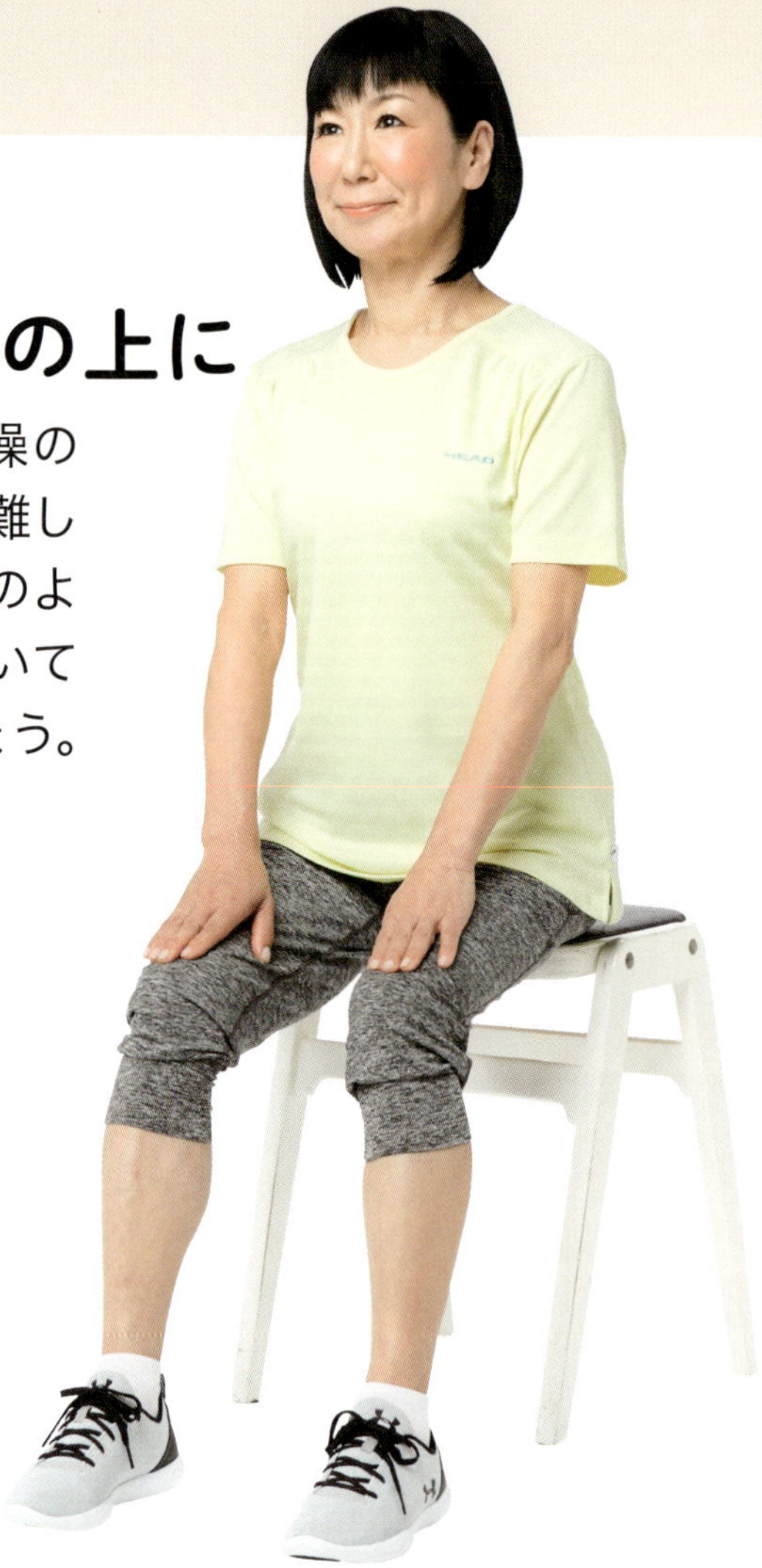

2 両足のつま先を上下に動かす

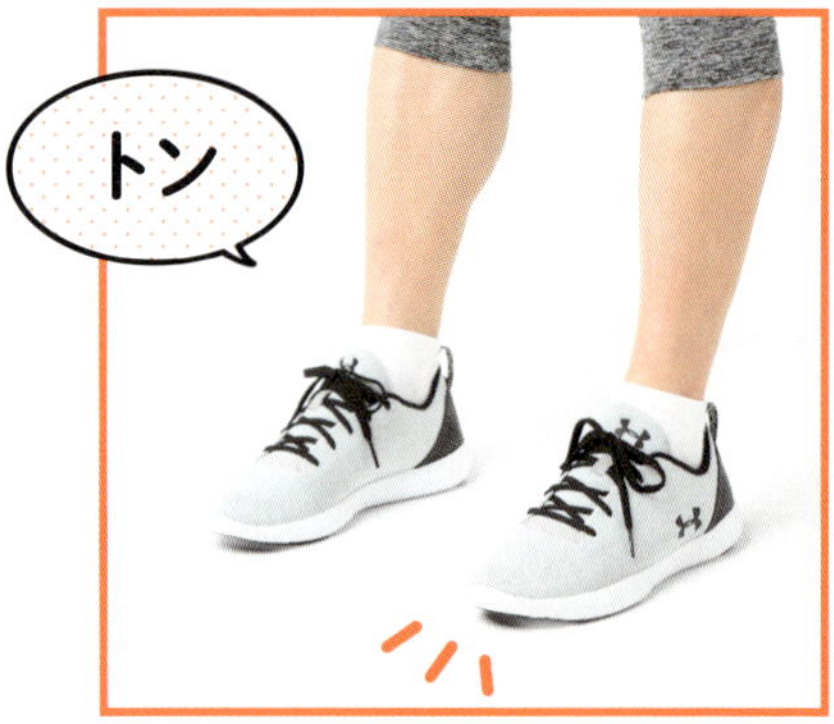

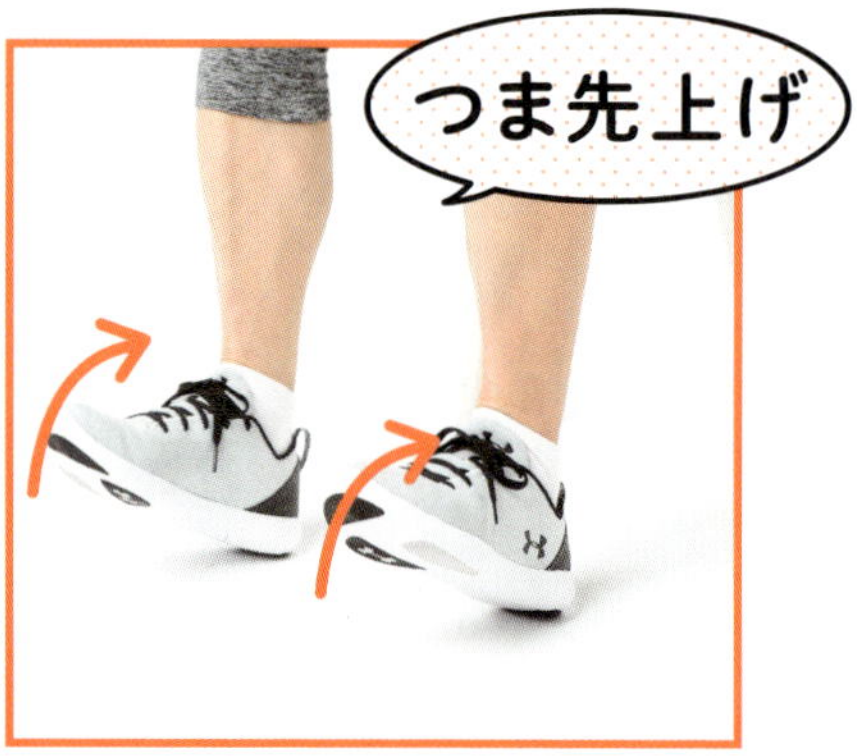

足に集中。両足のつま先を、同時に上に上げたり下げたりします。リズムに乗ってこれをくり返しましょう。

3 つま先の動きに合わせて片手ずつももをたたく

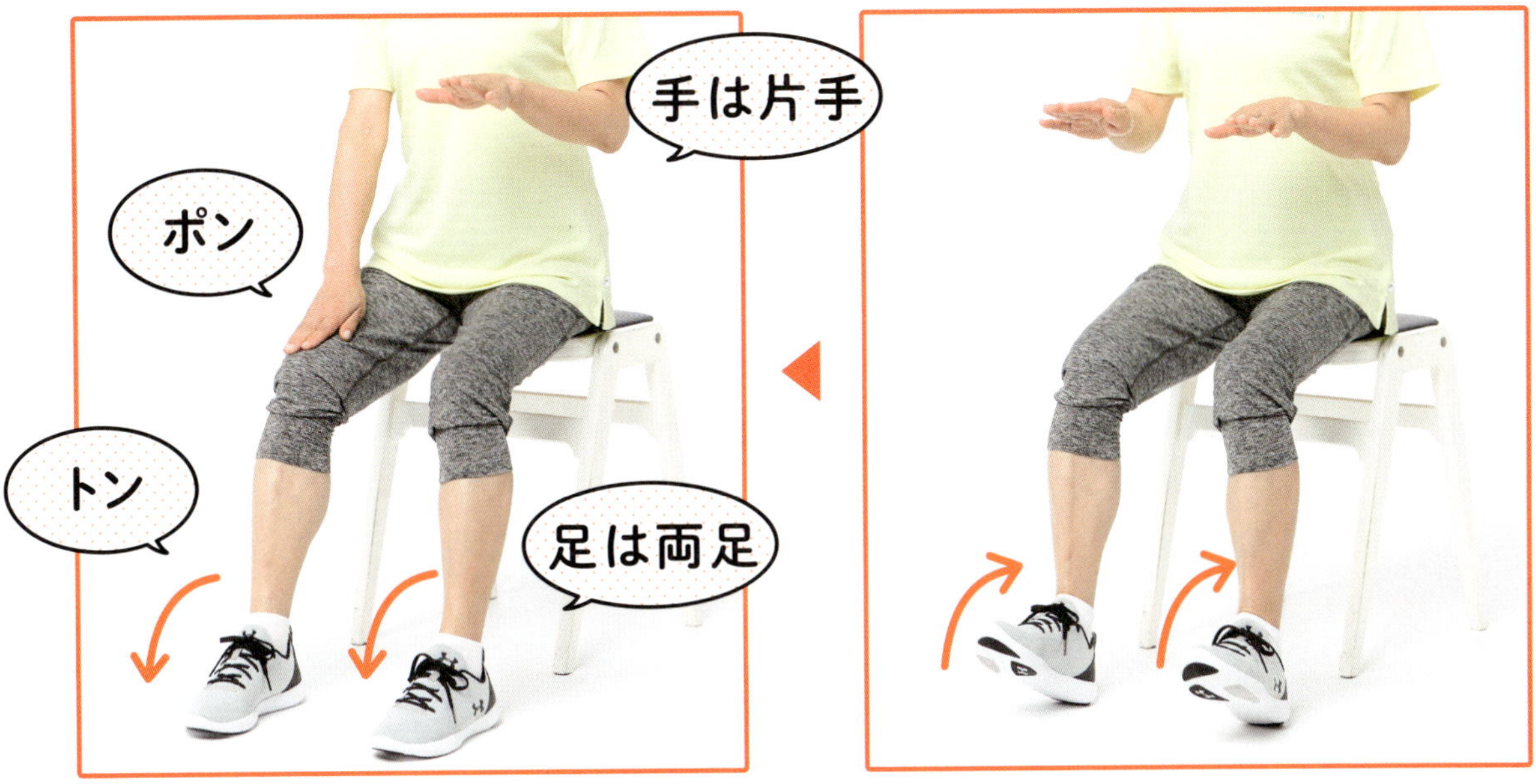
手は片手
ポン
トン
足は両足

両足の動きを止めずに手の動きをプラス。できるかな？

4 ももをたたくときに1〜30まで数える

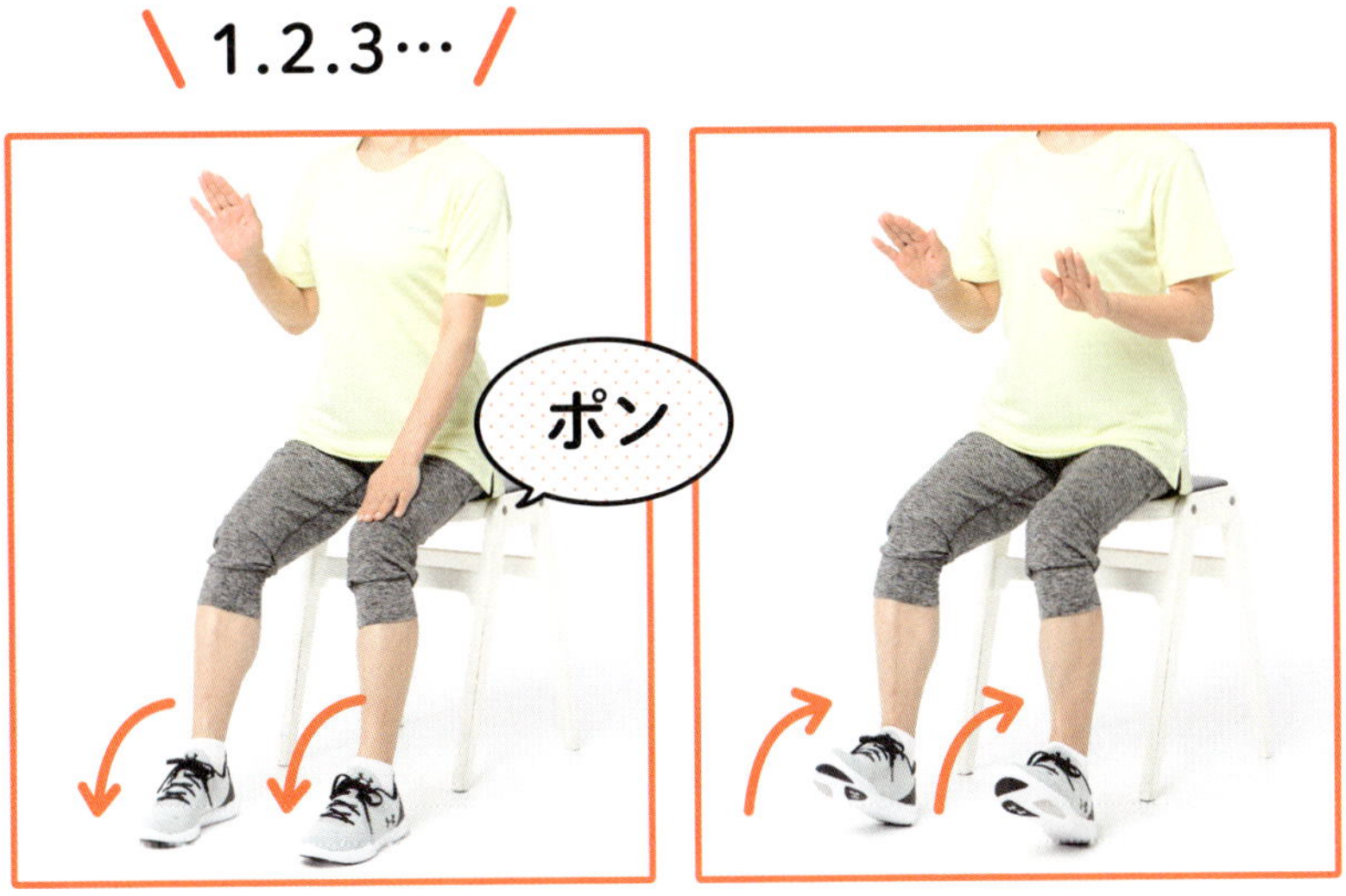
1.2.3…
ポン

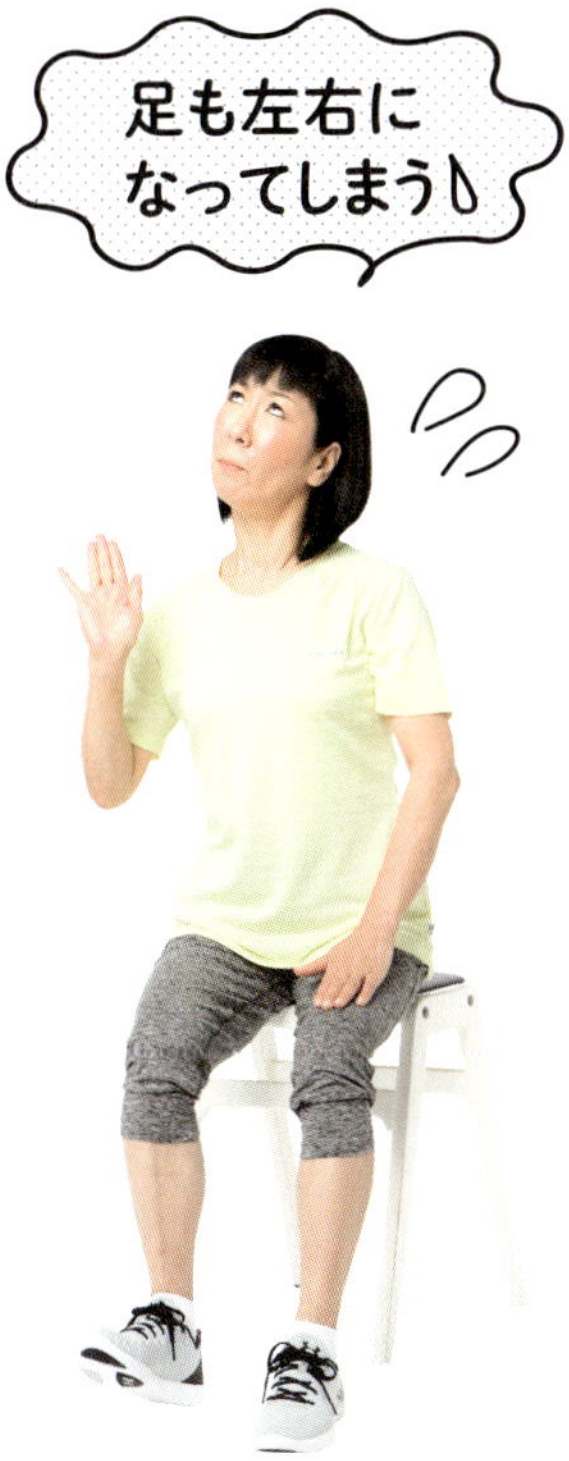
足も左右に
なってしまう！

声を出して「ながら動作」をステップアップ。両足は一緒、手は別々、声は「1、2、3…」。

ながら動作7

つま先かかとトントン［応用編］

やりながら3の倍数で手をたたく

足を下ろすのと同時に、「3、6、9…」で両手を合わせます。

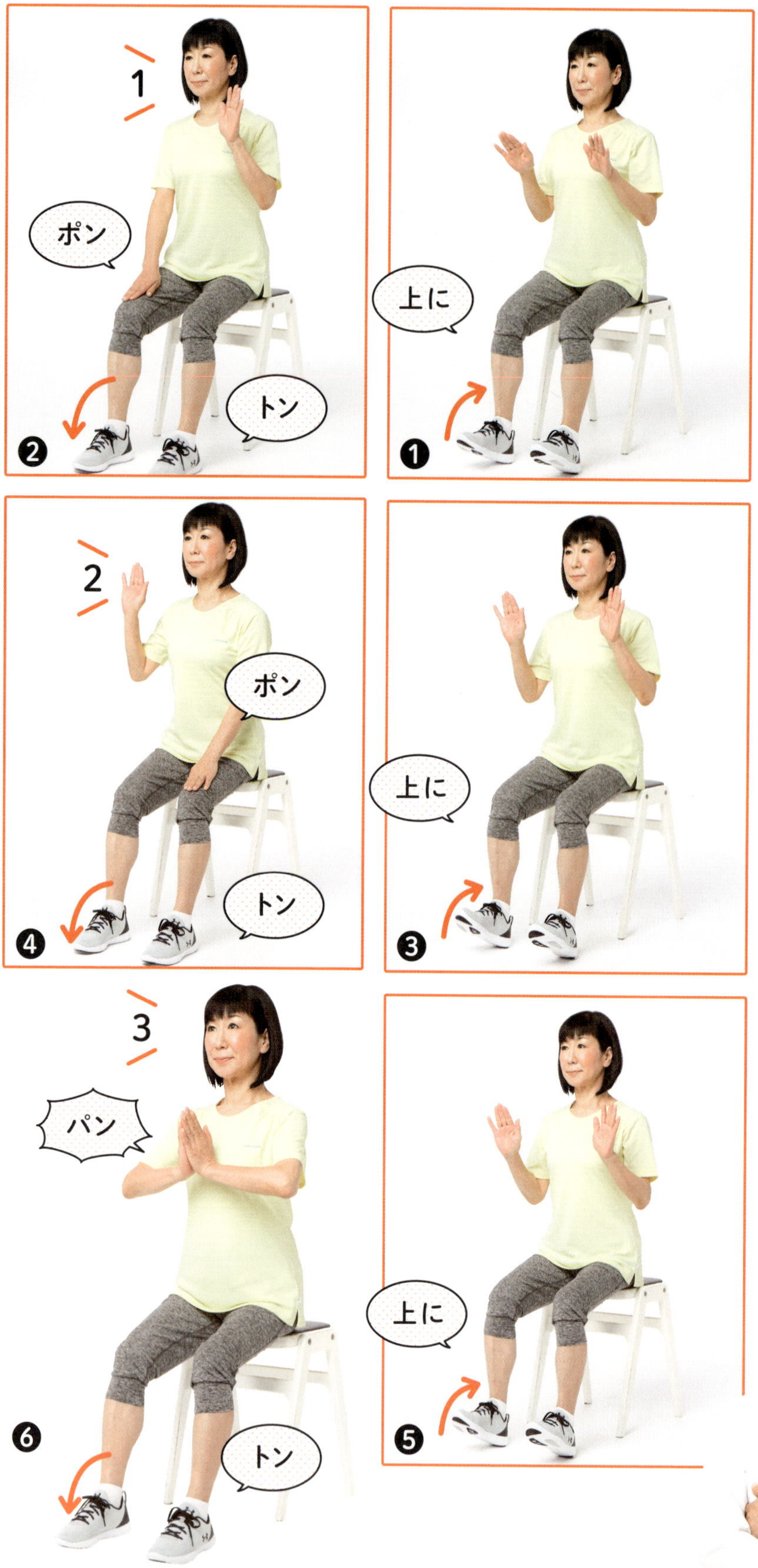

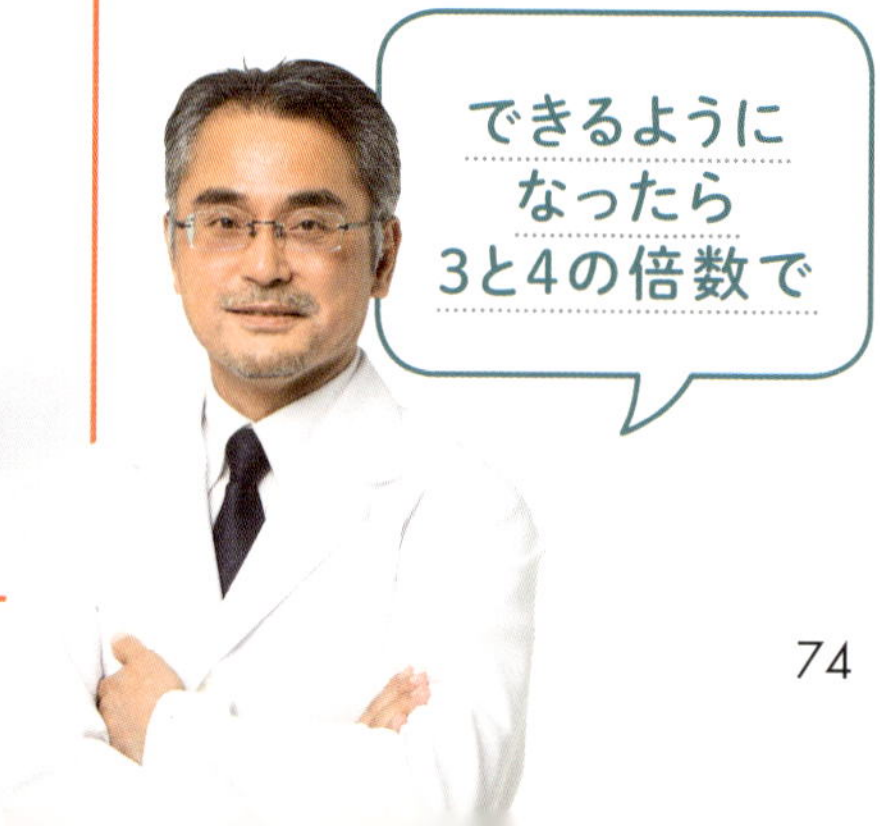

つま先上下をかかと上下に変えてやってみる

足の動きをチェンジ。かかとを上下させながら、これまでの動きをくり返しましょう。

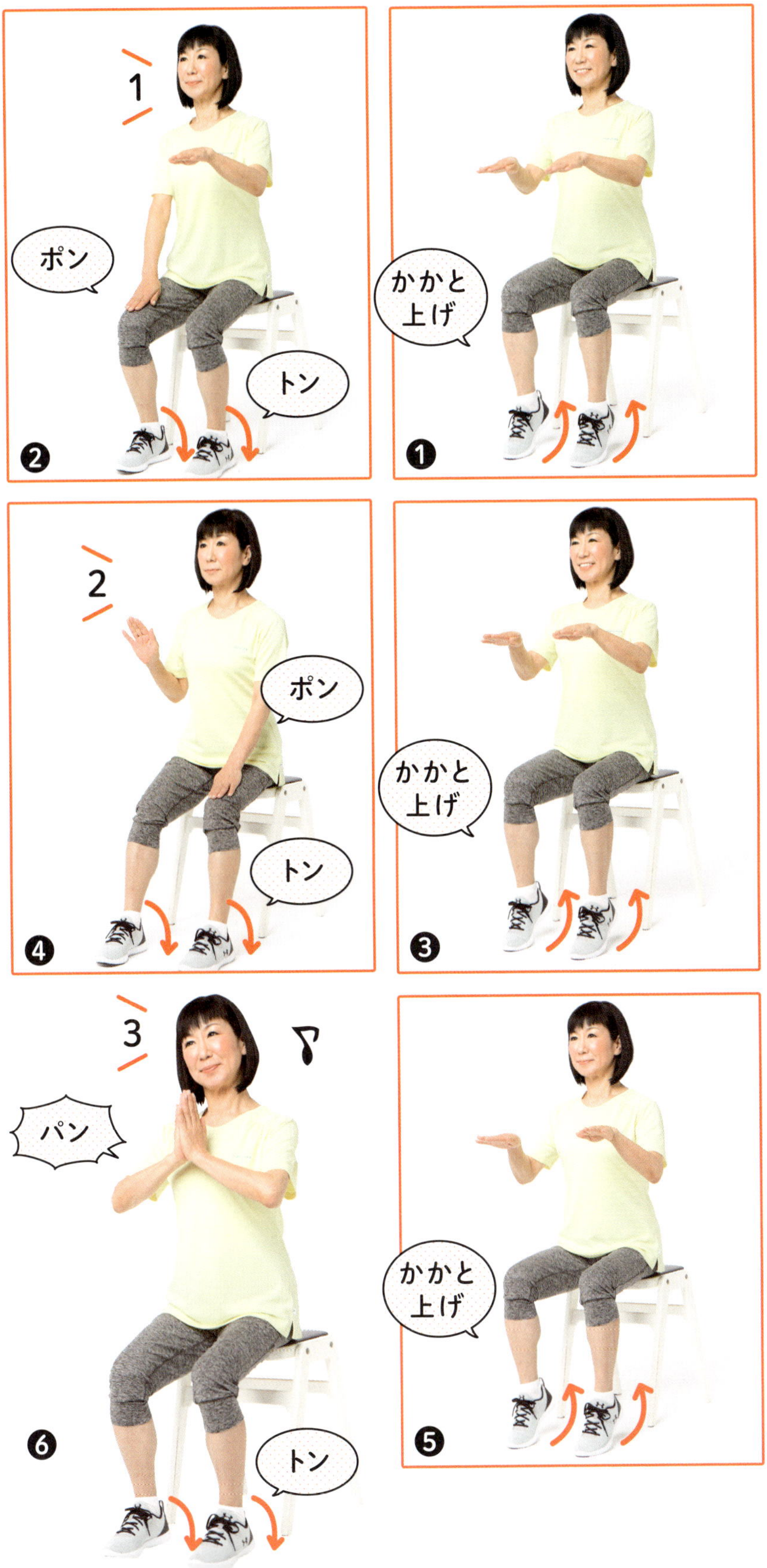

column 3

ひろかわクリニックでは「認トレ®教室」開講中

認知症を発症させない。早期（ＭＣＩやプレＭＣＩ）に食･運動･脳の３つの観点から生活習慣にアプローチをすれば、脳が活性化して認知症発症を予防できる！　そんな信念のもと、京都・宇治にある私のクリニックを中心に各地で認知症予防トレーニング教室＝認トレ®教室を開催しています。本書で紹介している「耳たぶ体操」や「ながら動作」体操、脳トレドリルなどを認トレ®インストラクターが指導。笑いにあふれた、楽しい空間です。ひとりで家に閉じこもらずに、ぜひ参加してください。

「認トレ®教室」スケジュール

■ひろかわクリニック
京都府宇治市宇治妙楽24-１ ミツダビル４階
毎週水・金曜日、第１・３土曜日 10：00～12：00　TEL：0774－22－3341

■ＮＨＫカルチャー梅田教室
大阪府大阪市北区角田町８-１　梅田阪急ビルオフィスタワー17階
第１木曜日 13：00～15：00　TEL：06-6367-0880

＊認トレ®教室へのお問い合わせ・参加申し込みは、直接各教室へご連絡ください。
＊開催日や開催教室は変更や追加されることがあります。
＊認トレ®教室全般に関するお問い合わせは、メールにて「認トレ®協会」までお問い合わせください。
認トレ®協会：info@nin-tore.jp

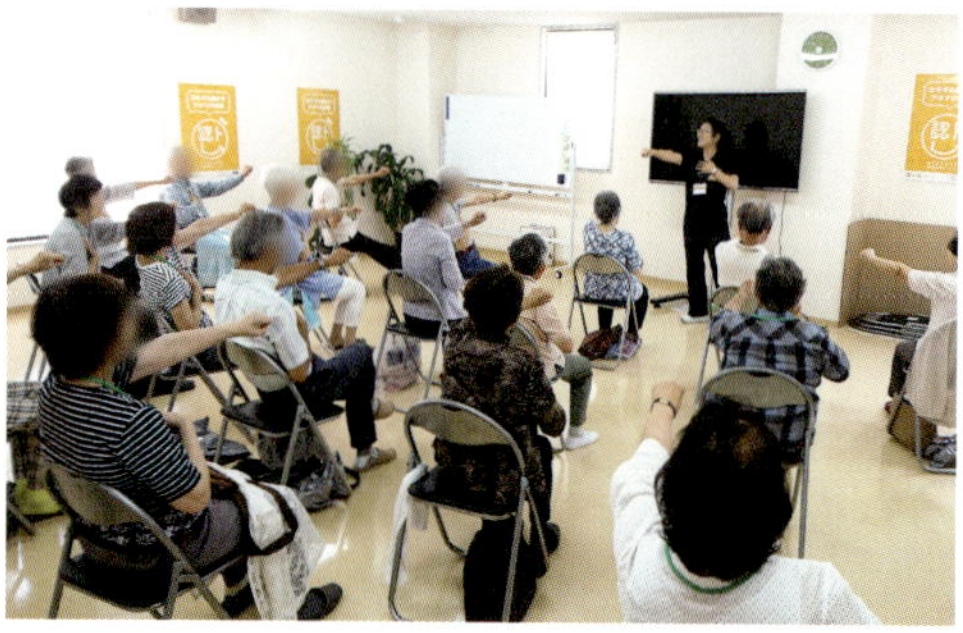

認トレ®教室の開講風景（京都・宇治のひろかわクリニック）。ひろかわクリニックでは待合室の隣のスペースで開講しているため、クリニックに受診のために訪れた患者さんが待っている間にトレーニングを受けることもできる。親子で受講される方も多い。

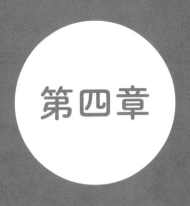

第四章

クイズを解く
みたいに楽しい！

「認トレ®」ドリル

物忘れがたび重なったり、
段取りに時間がかかったり…。
そんな些細なことから
始まってしまう認知症。
脳が衰えてしまう前に、
簡単なドリルで
記憶力、言語能力、計算力、
判断力、遂行力を鍛えましょう。

「いろんなタイプの問題をやってみる」

この章でご紹介するのは、認知症予防教室でも行なっている「認トレ®ドリル」。認知症になると衰えてしまう**5つの能力「記憶（特に数分前から数カ月前までの近時記憶）、言語、計算、判断、遂行」を鍛えられる**ように考えました。

人によって記憶力が弱い、あるいは計算が苦手など弱点はあるでしょう。でも、ドリルを解いていくうちに5つの能力のバランスが整うようになり、脳全体が活性化します。**ドリルもまた「ながら動作」と同じ。複数の問題（デュアルタスク）に同時に取り組む**方がいいのです。

時間は**1日15分くらい**でOK。少しずつやってみましょう。脳は飽きっぽく疲れやすいもの。ムリをすると〝喜楽〟の感情がともなわず、効果が半減してしまいます。

不得意分野があっても気にしない！

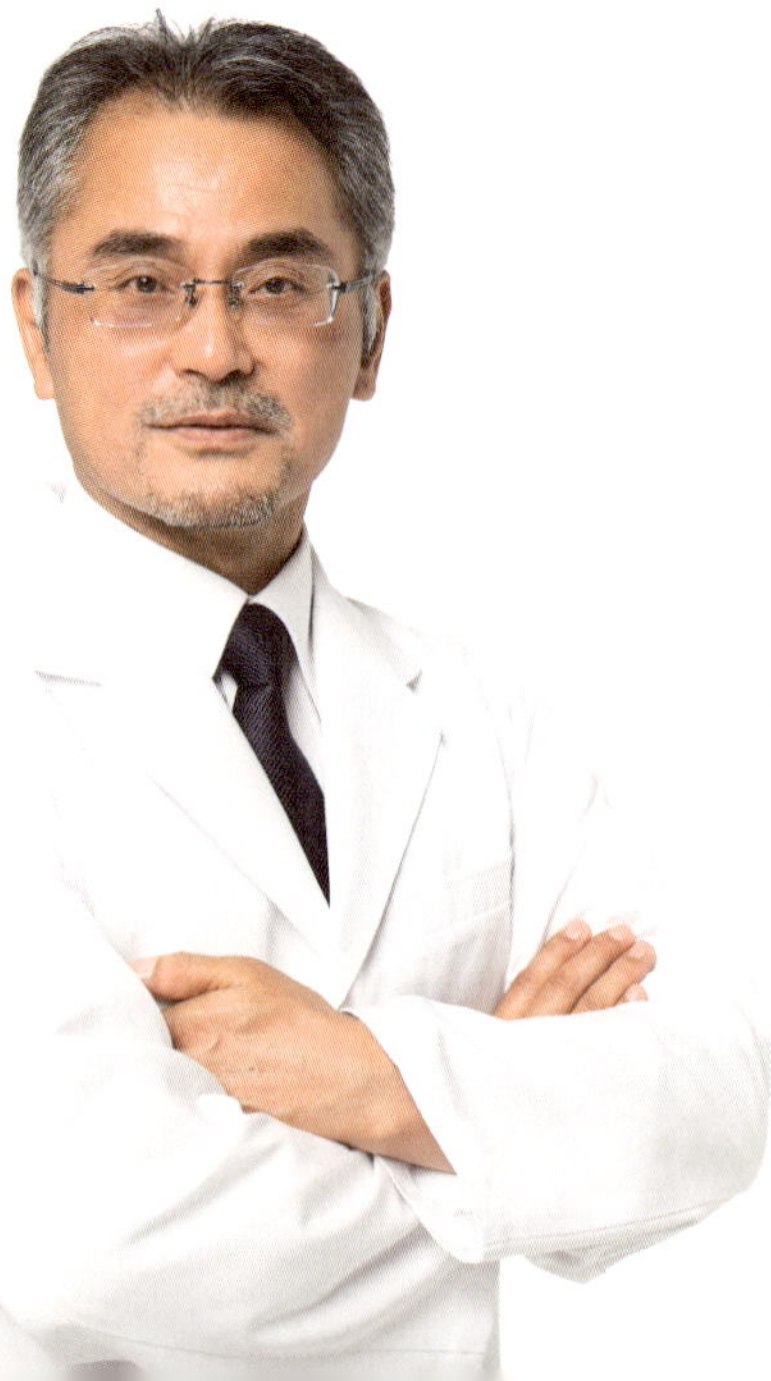

ドリル 1

絵覚え

記憶力　判断力

各問題の 4 つの絵を暗記し、解答ページに何が描かれていたかを文字で書いてください。

1問

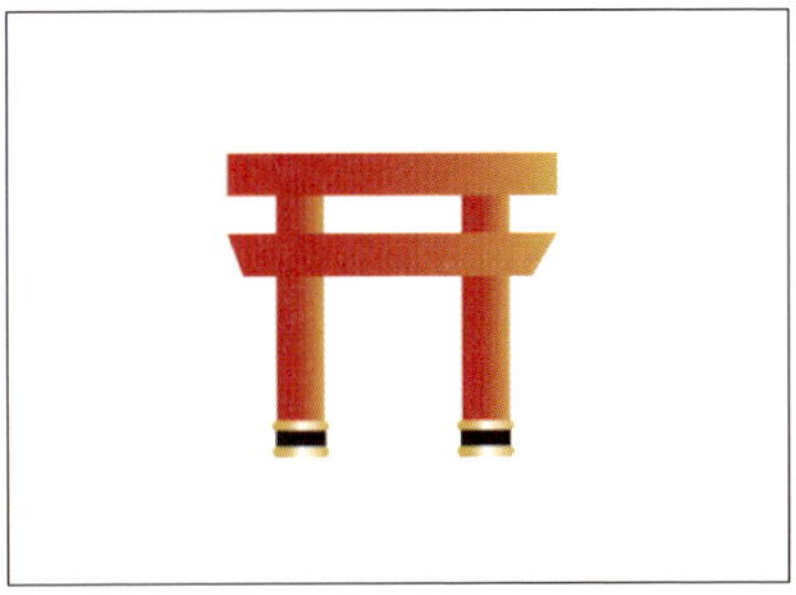

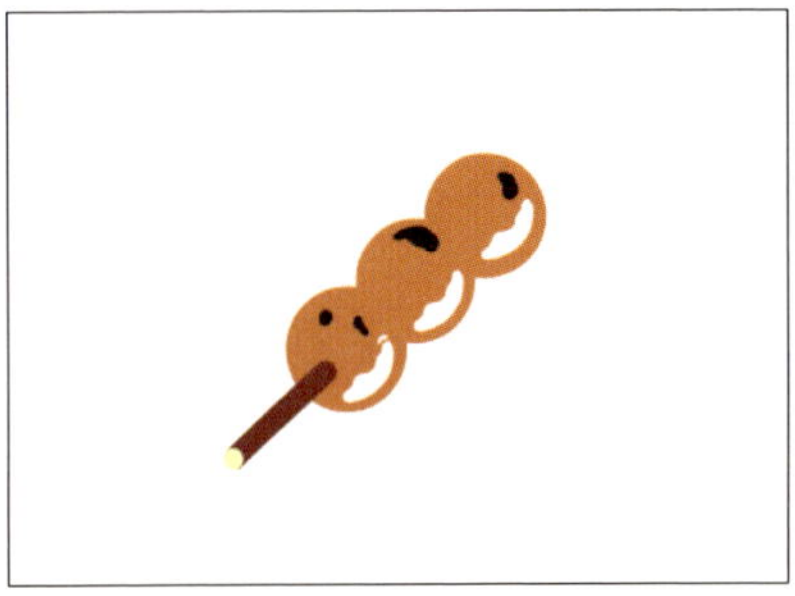

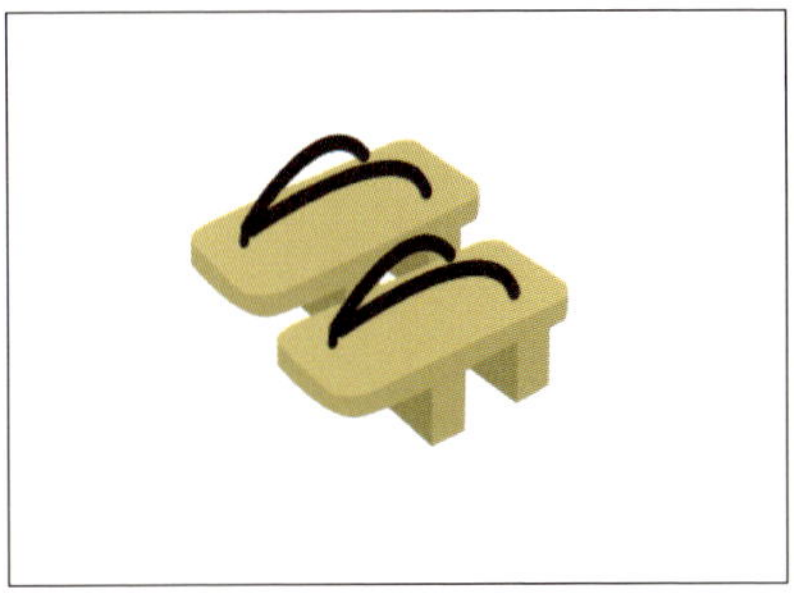

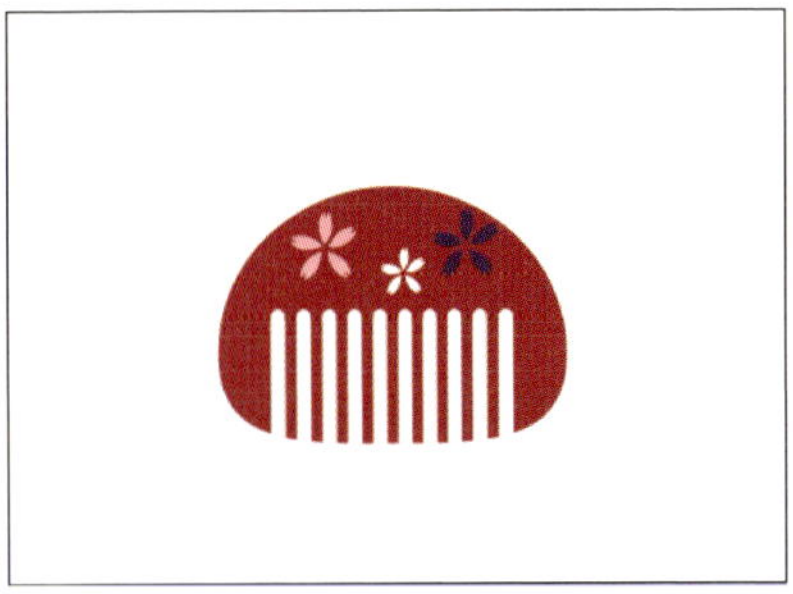

2問

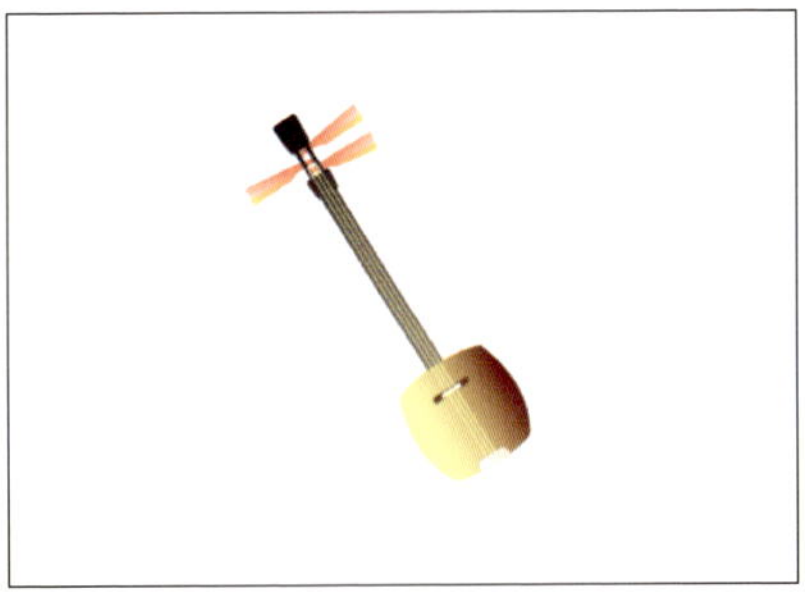

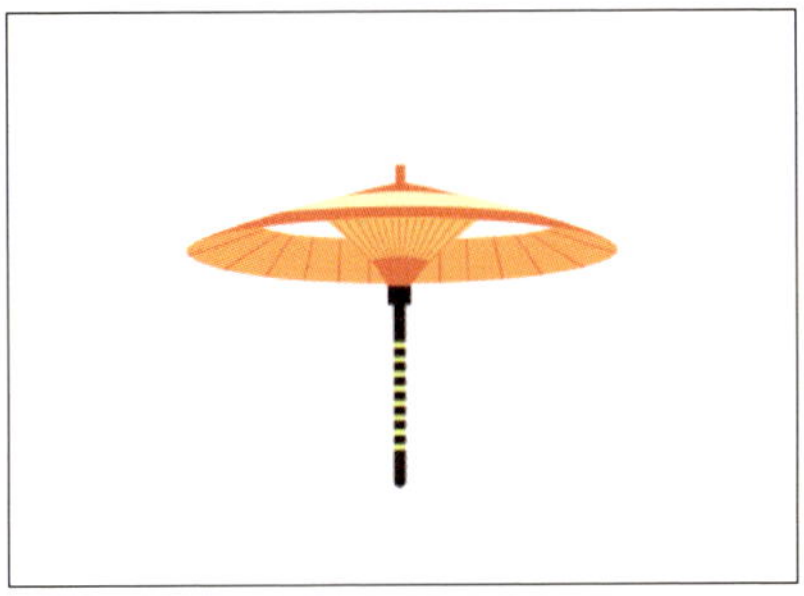

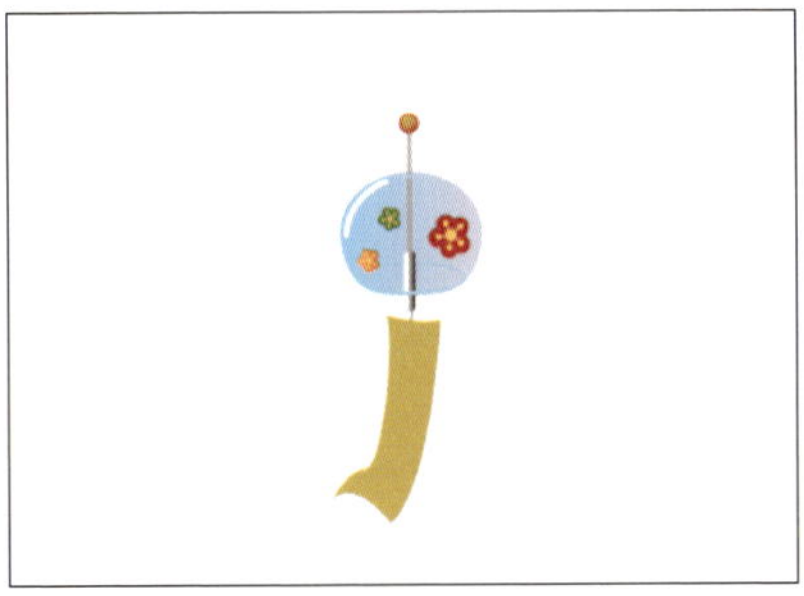

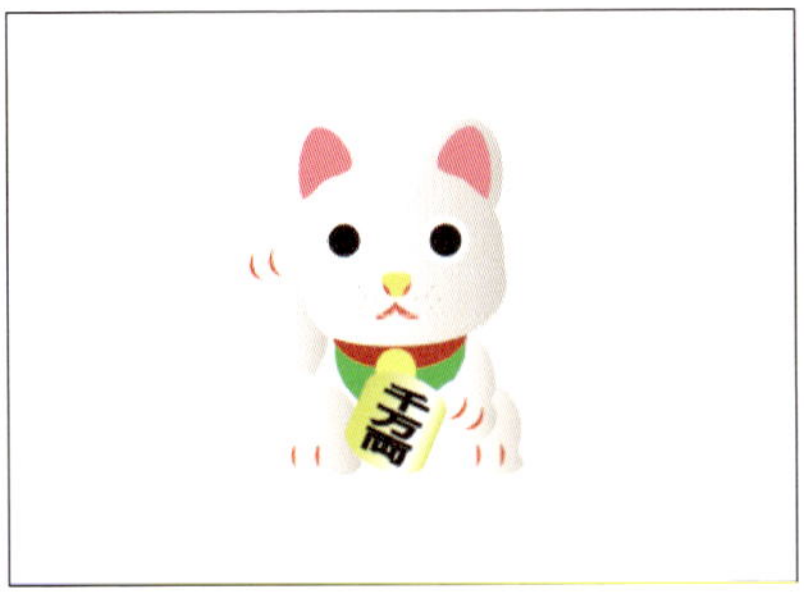

ドリル1
解答

絵覚え

記憶力　言語能力　計算能力　判断力　遂行力

前ページに描かれていた絵を文字に直して、枠の順番通りに書き入れましょう。

1問

2問

ドリル 2 エピソード覚え

記憶力 言語能力 計算能力 **判断力** 遂行力

下はかぐや姫の物語の一節です。文章を読んで内容を覚え、解答ページの問題に応えてください。

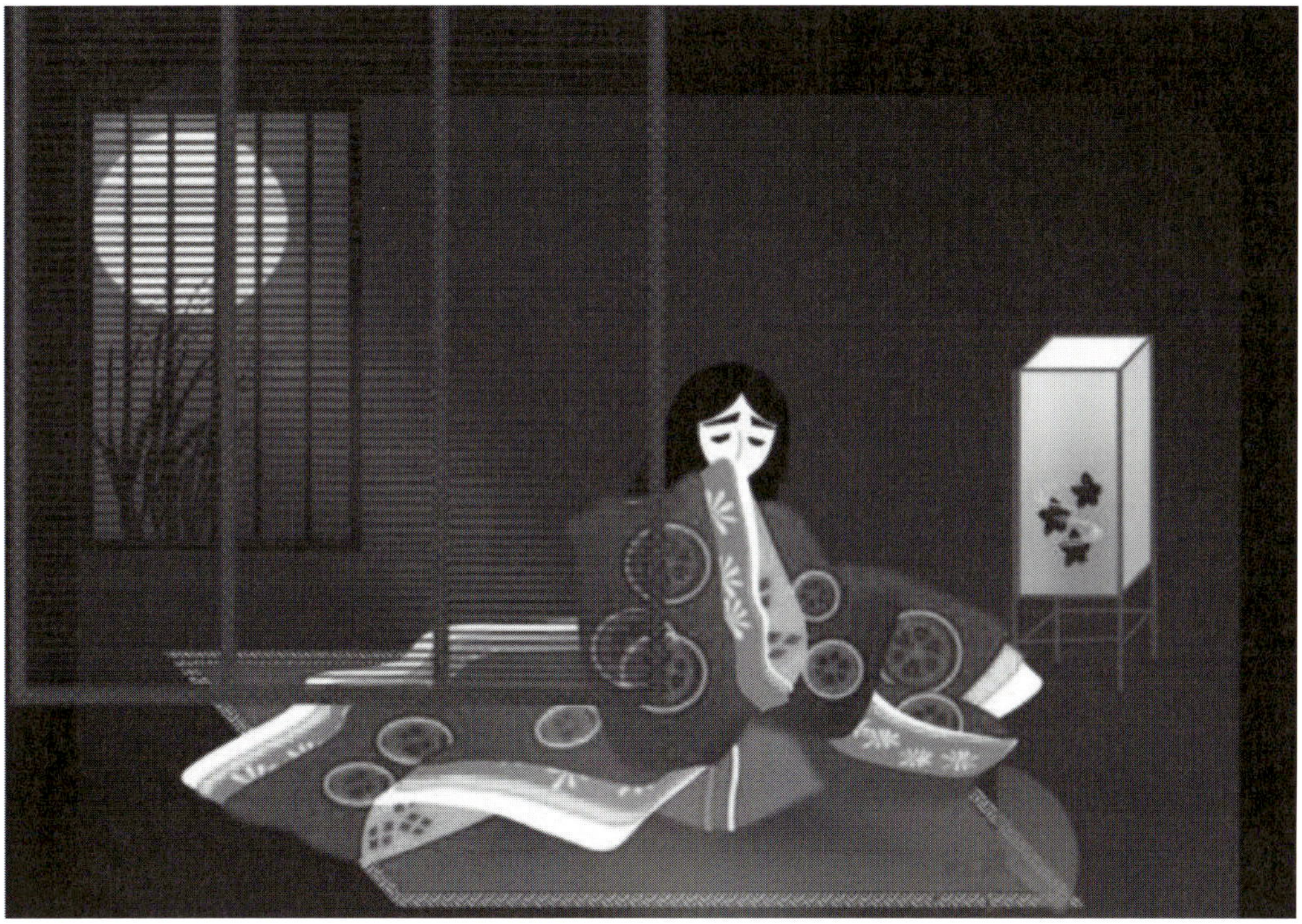

かぐや姫は、5人の立派な若者から求婚されましたが、その中の1人に、お嫁さんになってほしいなら龍の頸《くび》の玉を持ってきてほしいと頼みました。他の4人の若者にはそれぞれ、蓬莱《ほうらい》の玉の枝、仏の御石の鉢、火ネズミの皮衣、燕のこやす貝を持ってくるように言いましたが、誰も果たすことはできませんでした。
やがて十五夜が近づくと、かぐや姫は、月を見ながら泣くようになりました。おじいさんとおばあさんがわけを尋ねると、自分は月の都の住人で、月に戻らなくてはいけないと言うのです。
満月の夜、かぐや姫はおじいさんに命の袋を渡して別れを告げ、月の使者とともに月の都へと帰っていきました。

ドリル2 解答

エピソード覚え

記憶力 言語能力 計算能力 **判断力** 遂行力

1問　かぐや姫の求婚者は何人？

2問　最初の求婚者に頼んだものは何？

3問　かぐや姫が月に帰ったのはいつ？

ドリル 3

おつり計算

記憶力　言語能力　**計算能力**　判断力　遂行力

左の金額を持って、右の果物を買いに行きました。
おつりはいくらになりますか？

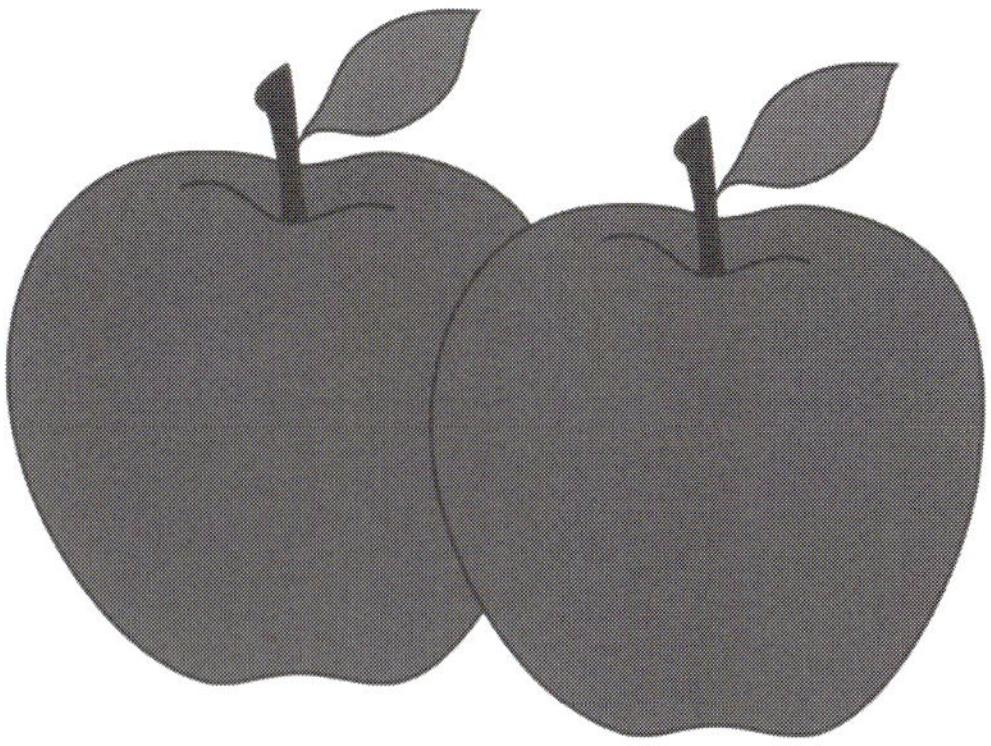

425円

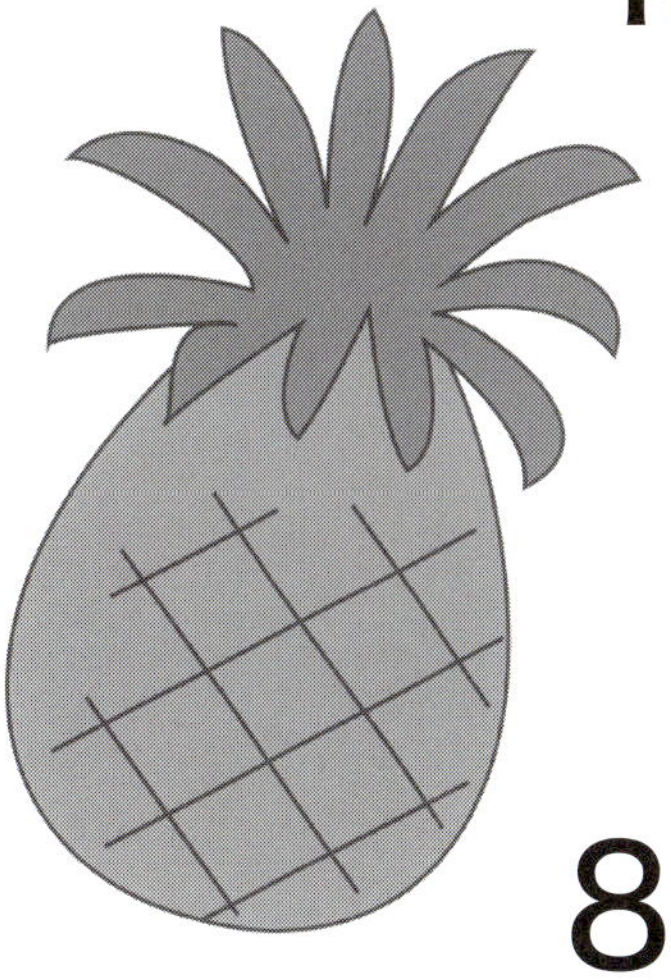

881円

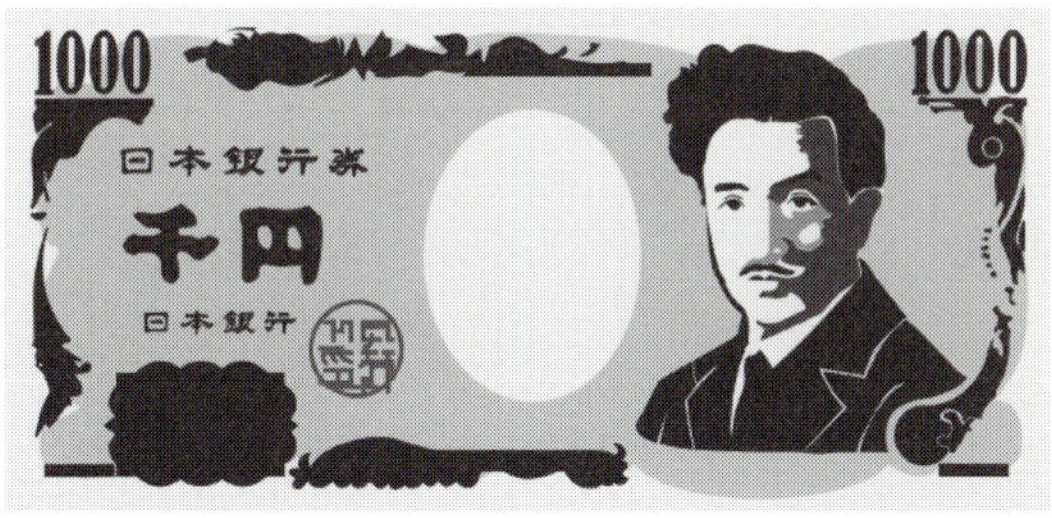

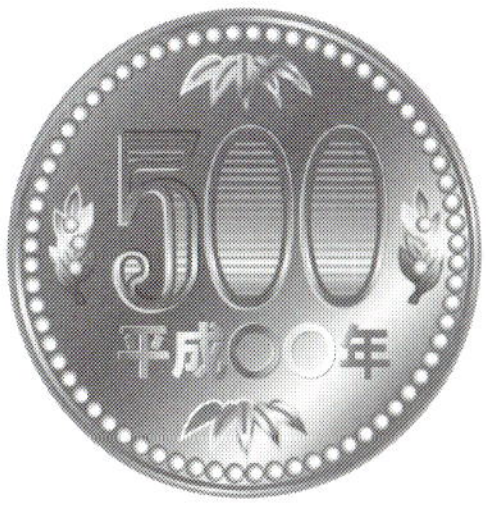

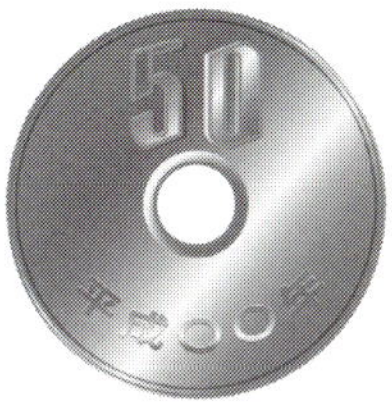

答え　　　　　　円

ドリル
4

足し算ツリー

記憶力　言語能力　**計算能力**　判断力　遂行力

隣り合う数字を足していきます。上段から順番に足していくと、５段目の数はいくつになりますか？例題を参考に計算しましょう。

例題

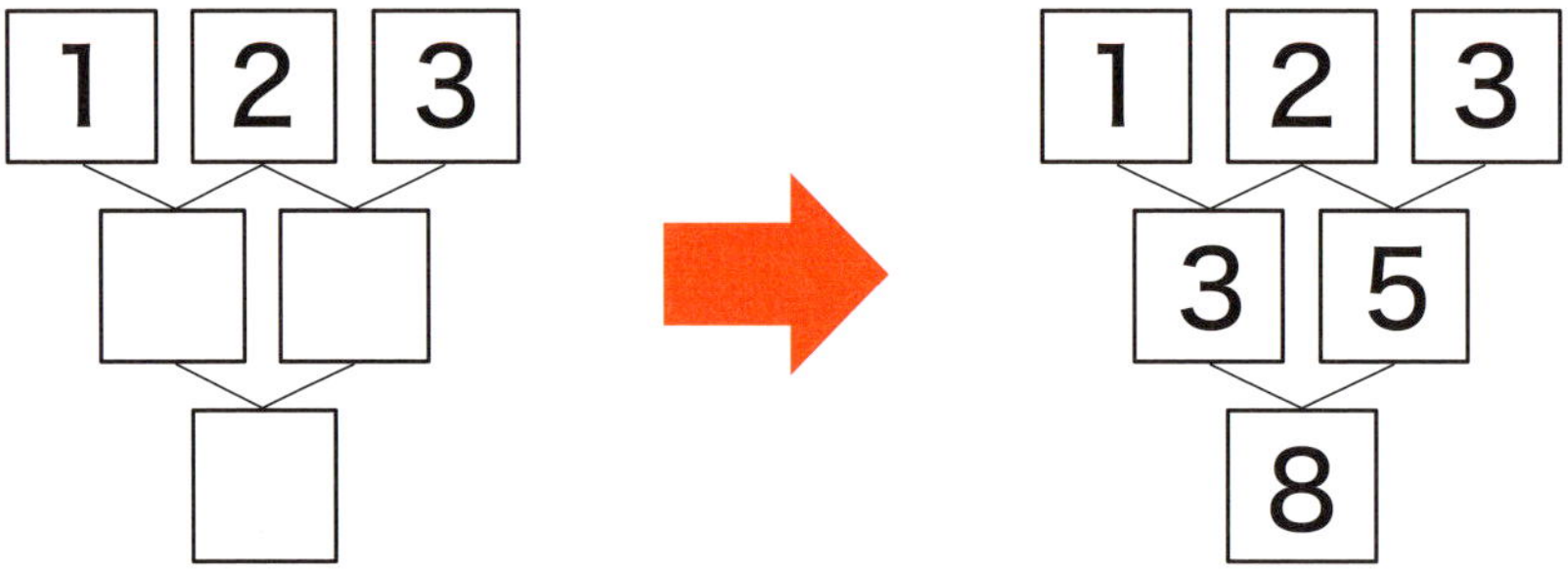

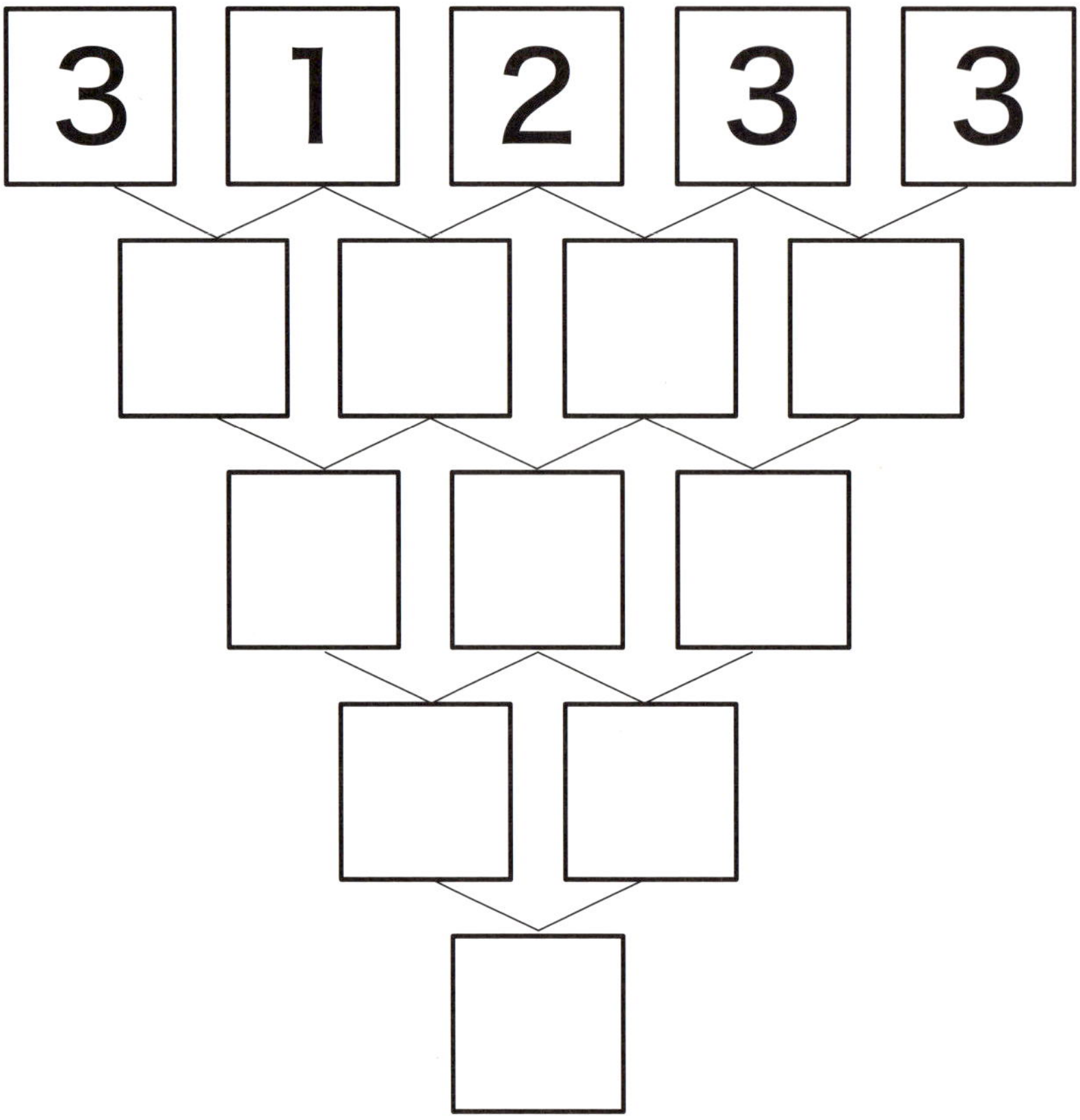

ドリル 5

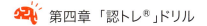

四則演算

記憶力　言語能力　**計算能力**　判断力　遂行力

下の計算問題で、それぞれの計算が成り立つように、
□の中に＋、－を書き入れてください。

1問　9□8□3□1□4=25

2問　9□8□3□1□4=11

3問　9□8□3□1□4=15

4問　9□8□3□1□4=1

ドリル 6

結んで単語づくり

記憶力　**言語能力**　計算能力　判断力　遂行力

左右の列の言葉を１つずつ組み合わせると、単語ができあがります。左列の中であまる言葉は何？

あまるのは [　　　　]

掃除	がゆ
七草	予報
お墓	開き
海	参り
睡眠	不足
天気	

ドリル 7

シェイクワード

記憶力 **言語能力** 計算能力 判断力 遂行力

下の文字の順番を変えて組み合わせると、2つの単語ができあがります。空欄に書き入れましょう。

例題 ごぱりるいっぷなん

ヒント：果物

りんご

ぱいなっぷる

1問 すたすれな

ヒント：野菜

2問 おじごちんれい

ヒント：果物

3問 こぞういはすんれきい

ヒント：家電

ドリル 8

図形数え

記憶力　言語能力　計算能力　**判断力**　遂行力

箱を合計すると、それぞれいくつになりますか？
裏側に隠れている箱も想像して数えましょう。

1問

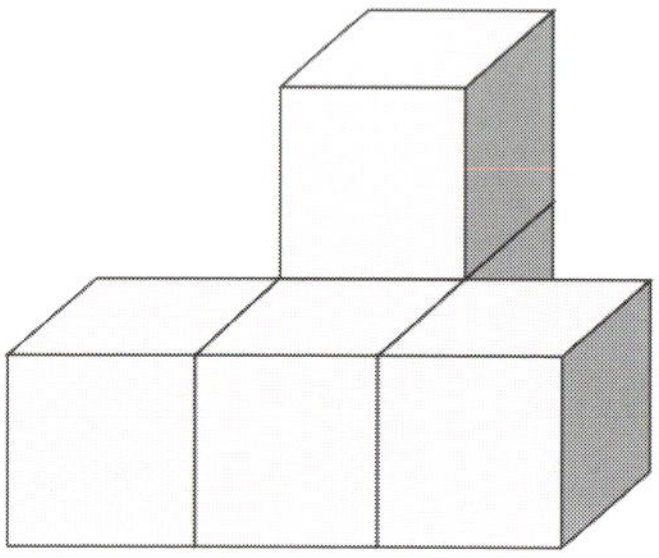

箱の数はいくつですか？

個

2問

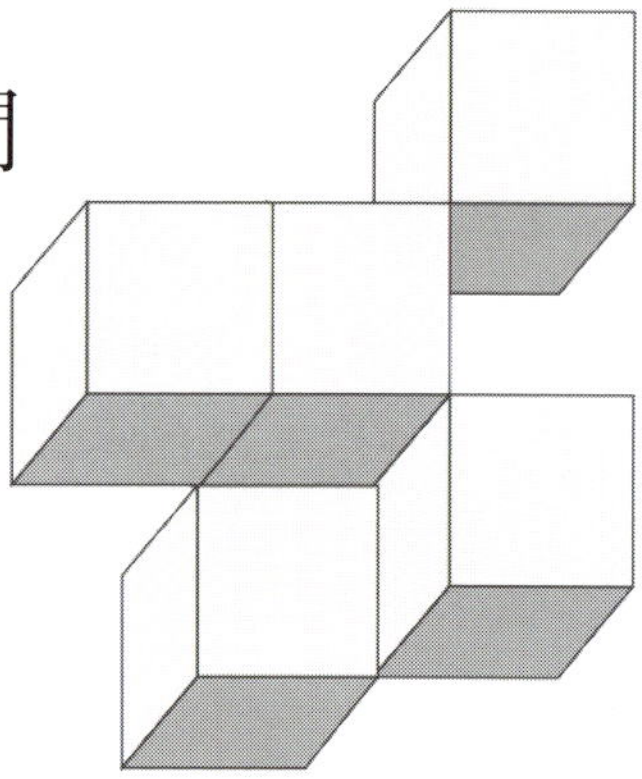

箱の数はいくつですか？

個

3問

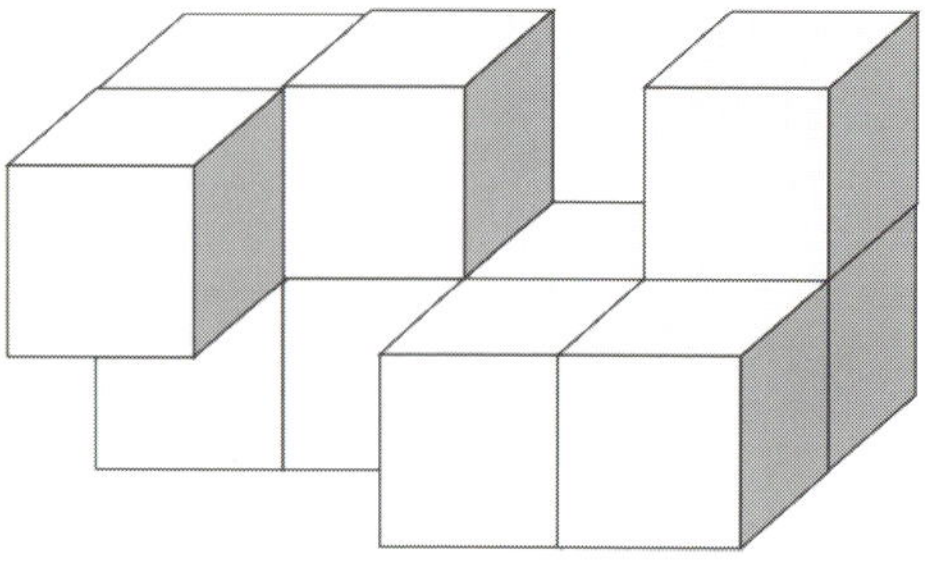

箱の数はいくつですか？

個

ドリル 9

間違え探し

記憶力　言語能力　計算能力　**判断力**　遂行力

左右の絵には、違っているところが８つあります。
どこが違っているかすべて答えましょう。

ひだり

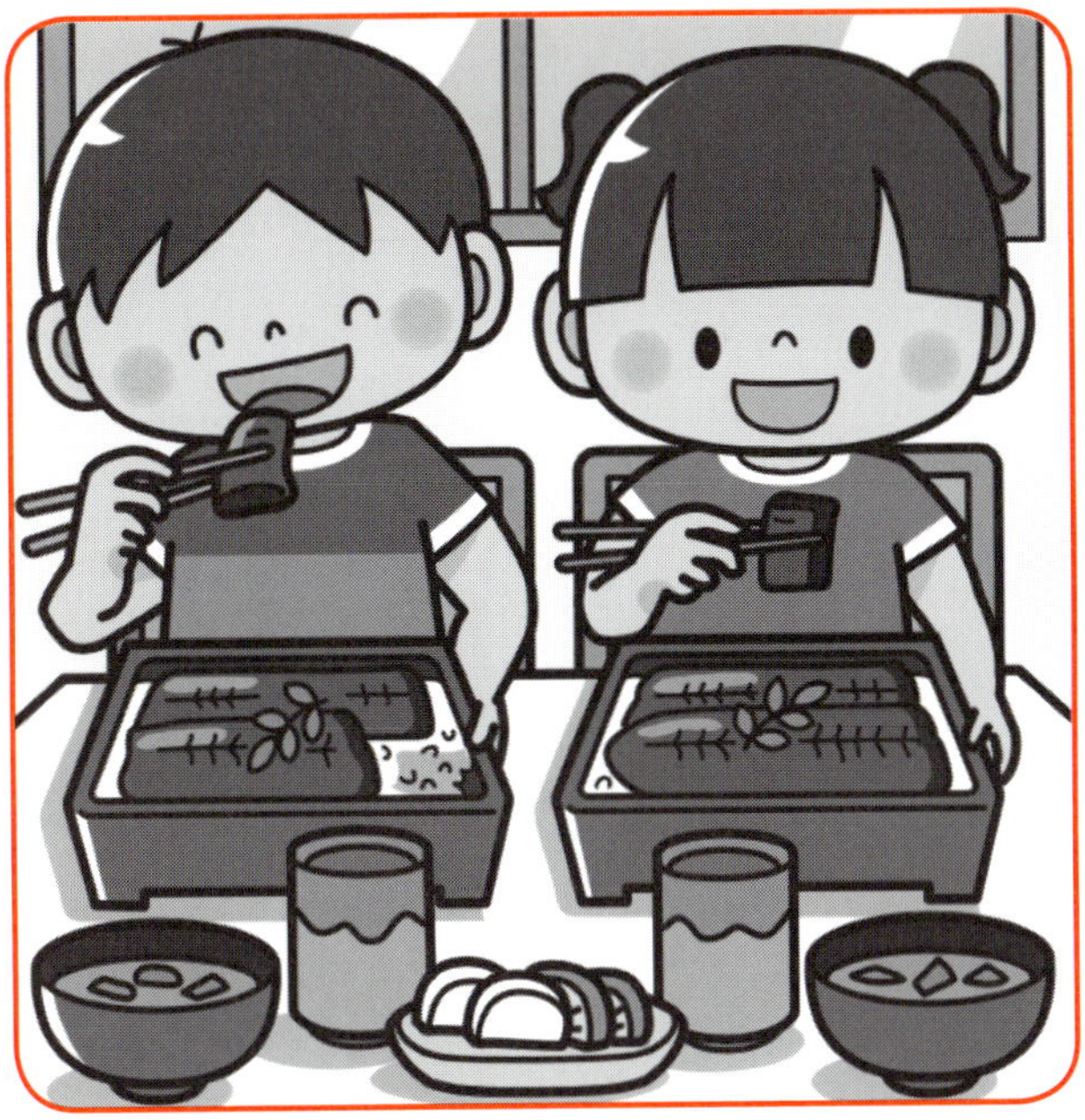

みぎ

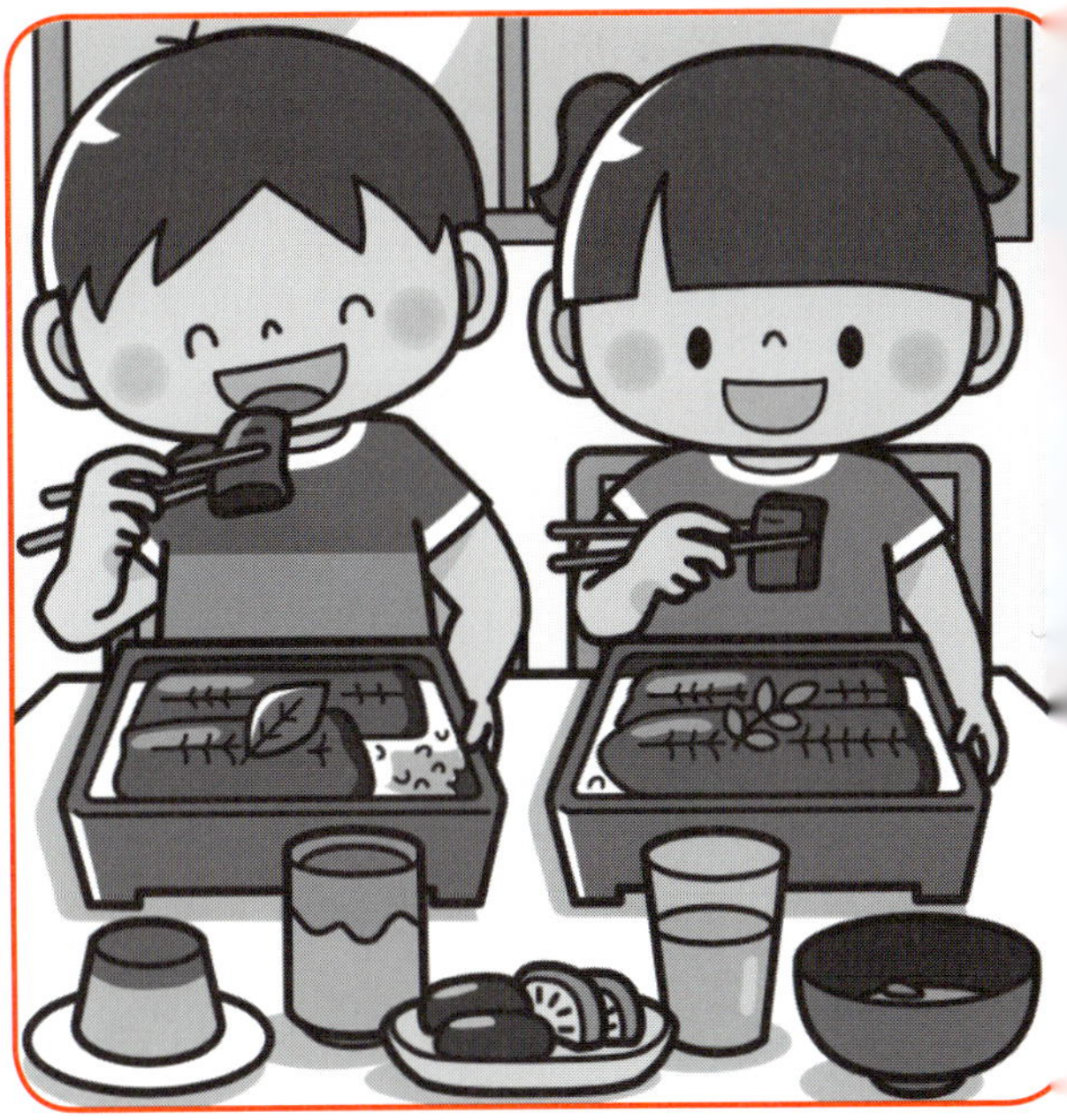

ドリル 10

数字つなぎ

記憶力　言語能力　計算能力　判断力　**遂行力**

数字の点をつなげると一羽の鳥になります。できあがりを想像しながら、できるだけ早く完成させて。

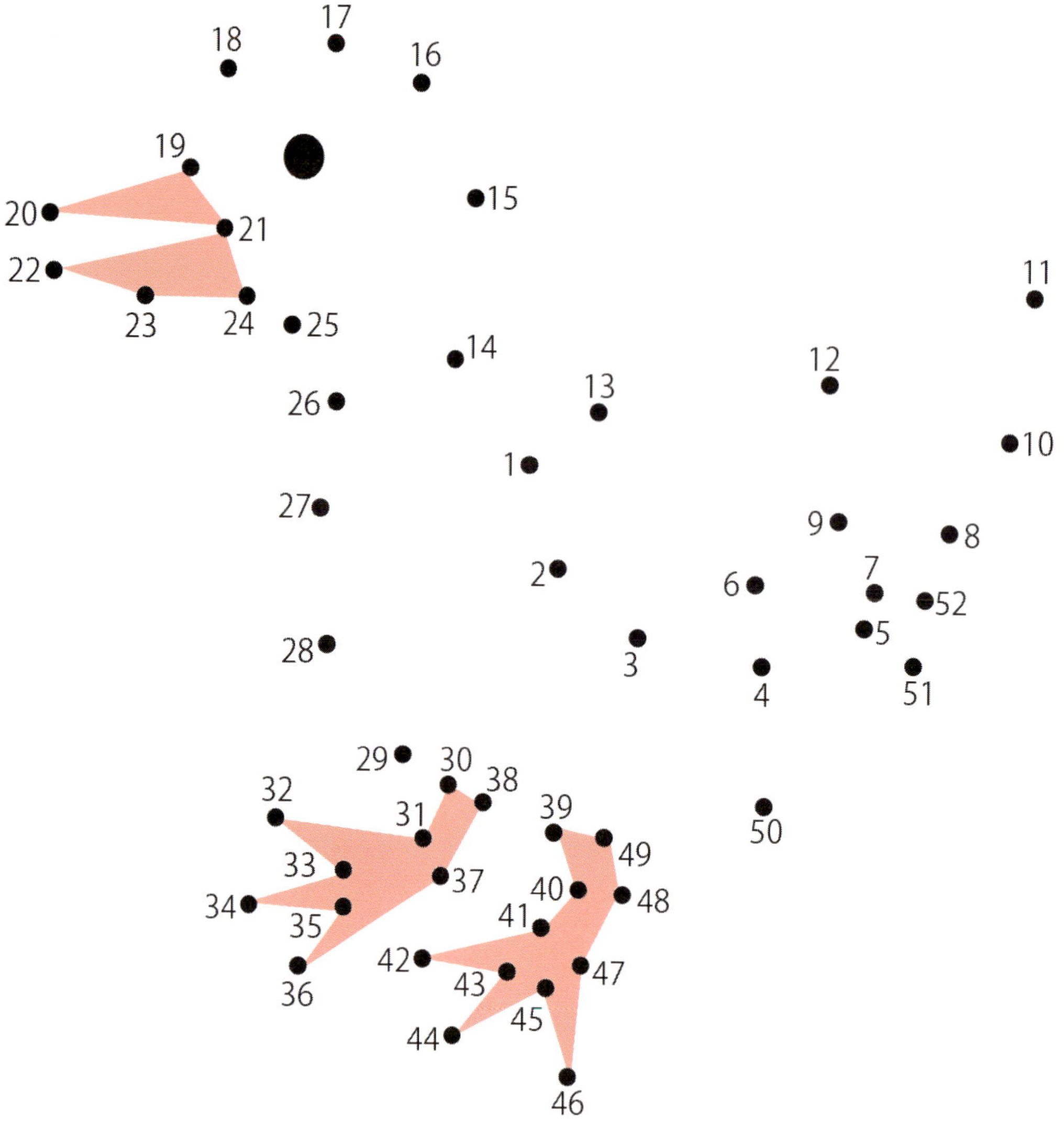

ドリル 11 スピード丸つけ

記憶力　言語能力　計算能力　判断力　**遂行力**

下の文字の中にカタカナの「ア」が8つあります。
すべてを丸で囲みましょう。

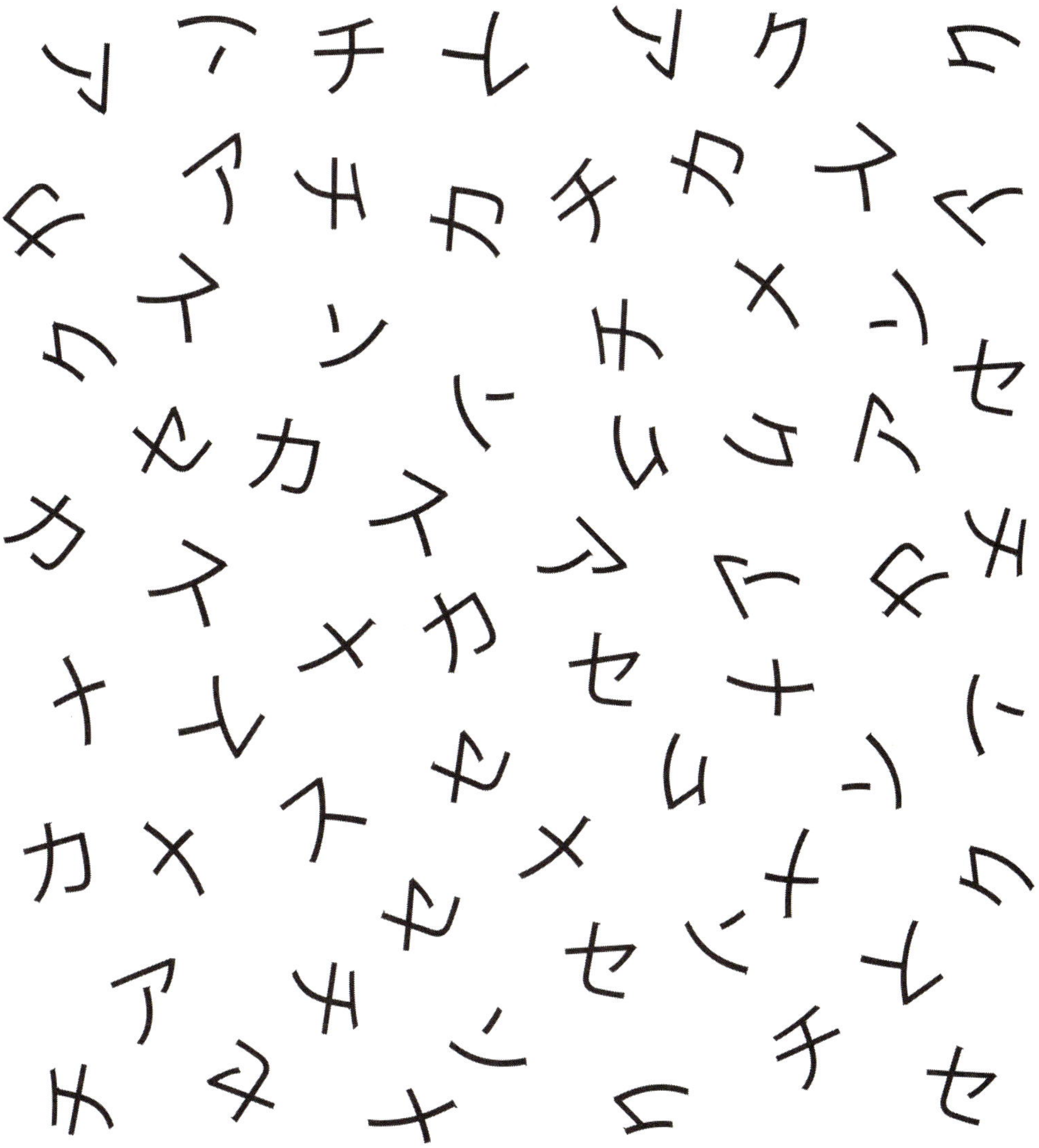

認トレ®ドリルの答え

ドリル 1

1問	2問
とりい	三味線
みたらし団子	番傘
げた	風鈴
くし	招き猫

ドリル 2

1問 5人

2問 龍の頸の玉

3問 満月の夜

ドリル 3

244円

ドリル 4

3　1　2　3　3

4　3　5　6

7　8　11

15　19

34

ドリル 5

1問 9+8+3+1+4=25

2問 9+8-3+1-4=11

3問 9+8+3-1-4=15

4問 9-8-3-1+4=1

ドリル 6

掃除

ドリル 8

1問 5個

2問 5個

3問 10個

ドリル 10

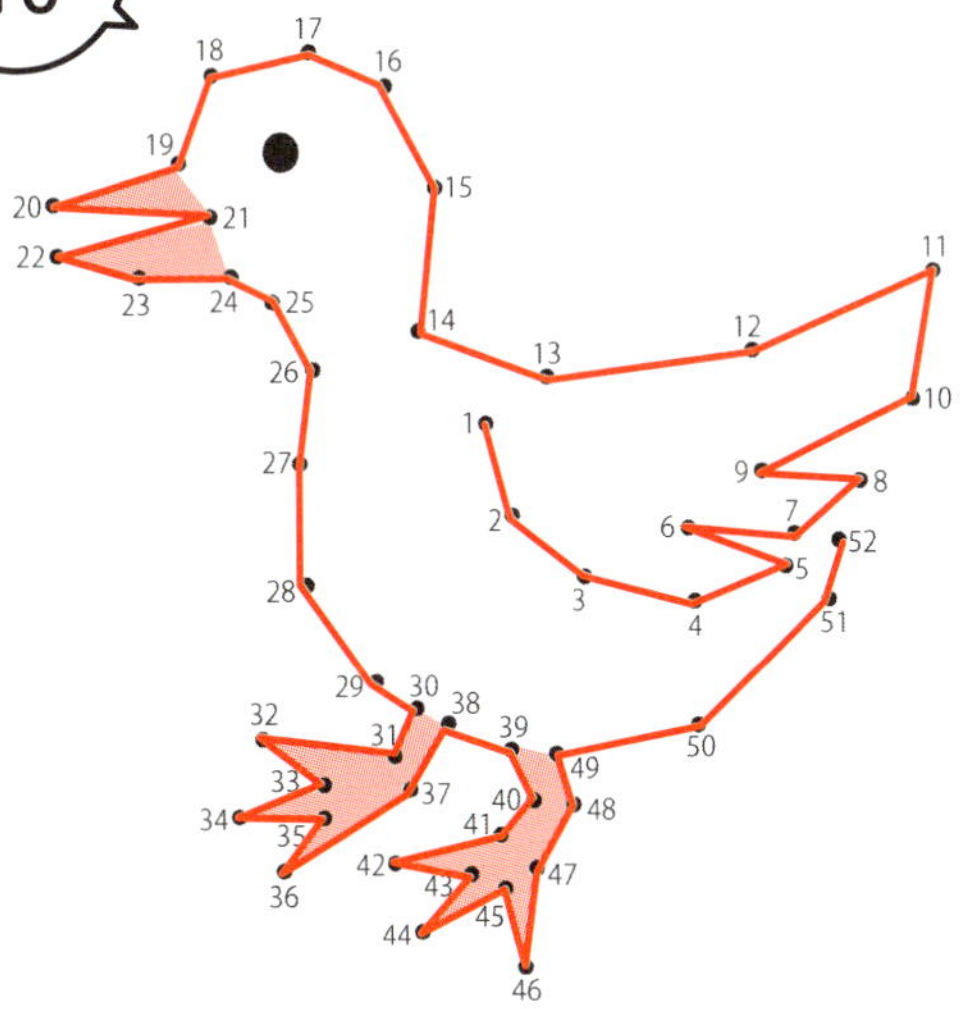

ドリル 11

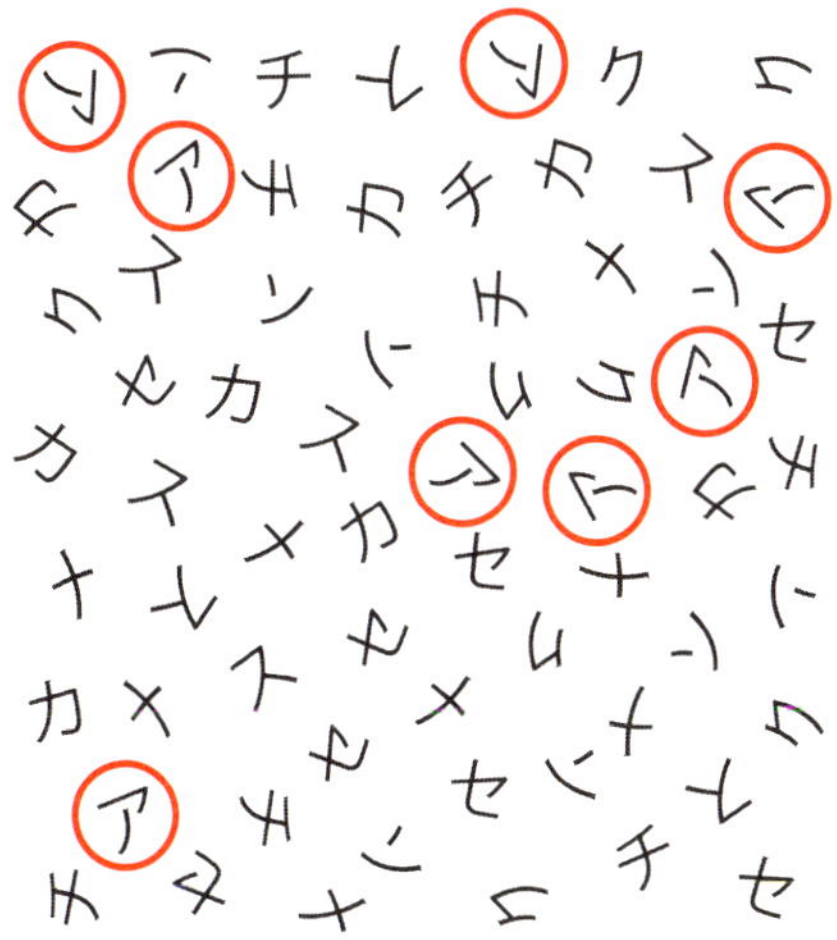

ドリル 7

1問 なす

れたす

2問 いちご

おれんじ

3問 れいぞうこ

すいはんき

ドリル 9

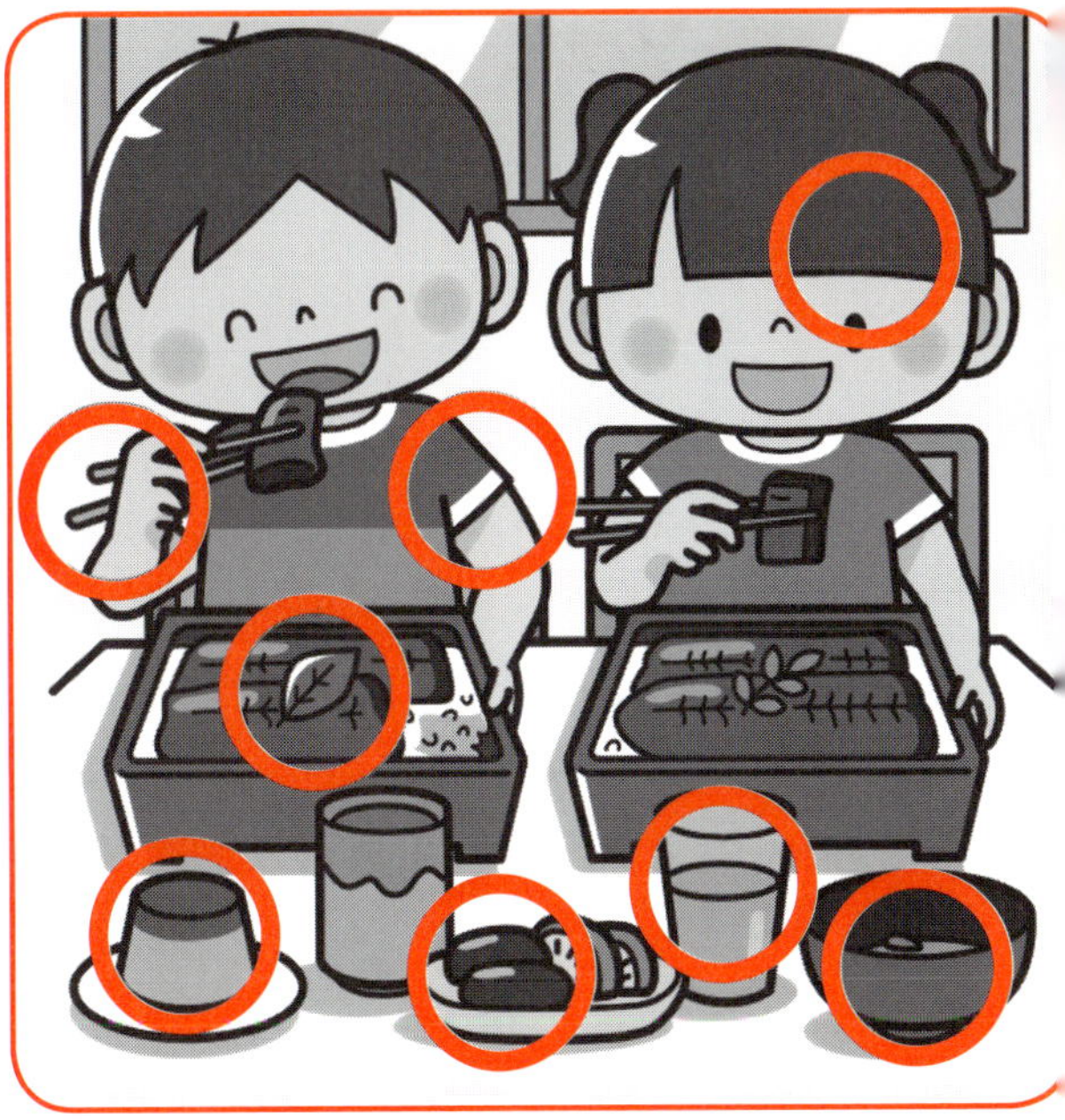

おわりに

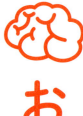

日本人の平均寿命は年々高くなっています。２０１７年には男性が80・75歳、女性は86・99歳。今後も伸びていく傾向にあります。

ただ、生涯通して健康で過ごせる期間、いわゆる健康寿命が平均寿命に追いついているかというと決してそうではありません。男性は最期の約10年間、女性は約14年間に何らかの体調の変化があり、医療機関にかからなくてはならないというのが現実です。

私はこの平均年齢と健康寿命の差を埋めたいと思い、認知症予防に取り組むようになりました。介護がいちばん必要なのは認知症。ならばその数を減らし、認知症ゼロの時代を目指そうと考えたのです。

現在、私のクリニックでは、ＭＣＩ（軽度認知障害）のための予防活動を常時行っています。内容は、この本でご紹介している「耳たぶ体操」や「ながら動作」体操、ドリルなど。参加者の表情がみるみる明るく変わっていくのを見るにつけ、この方向は決して間違いではないと確信しています。

今後も、誰もが自由に参加でき、子どもたちがラジオ体操をしに行くように集える場所を増やしていくつもりです。

平均寿命が１００歳に到達する時代がそこまできています。ということは、70歳に脳の活動が衰え始めるとして、残り30年。この本が、その30年を健全に過ごすためのひとつの指標になれば幸いです。

PROFILE

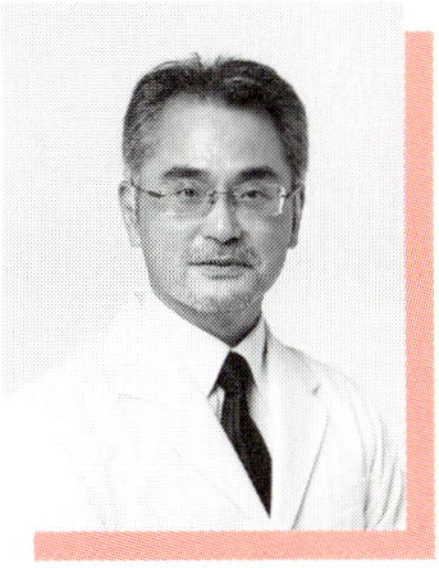

広川 慶裕

1955年大阪府出身。京都大学医学部卒業。

麻酔科専門医・指導医として実績を積む傍ら、精神病理学に興味を持ち、精神科に転科。以降、認知症やうつ病、統合失調症などの精神疾患治療に専念。働く人のメンタルヘルスにも尽力。2014年、認知症予防を専門とするクリニック（下記）を開院。

著書に『認知症予防トレーニング 一生ボケない！ 38の方法』（すばる舎）ほかがある。

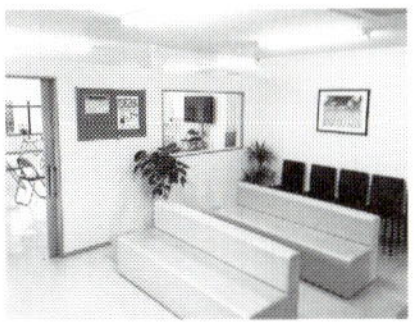

ひろかわクリニック

京都府宇治市宇治妙楽24－1 ミツダビル４階
TEL.0774-22-3341　　info@j-mci.com
軽度認知障害ＭＣＩ外来、認知症予防外来のほか、
認知症予防トレーニング（認トレ®教室）を開催。
他に、脳と心の健康相談室（品川駅前ＭＣＩ相談室）も。
東京都港区高輪3－25－27 アベニュー高輪603号
TEL.03-6459-3201

SPECIAL GUEST

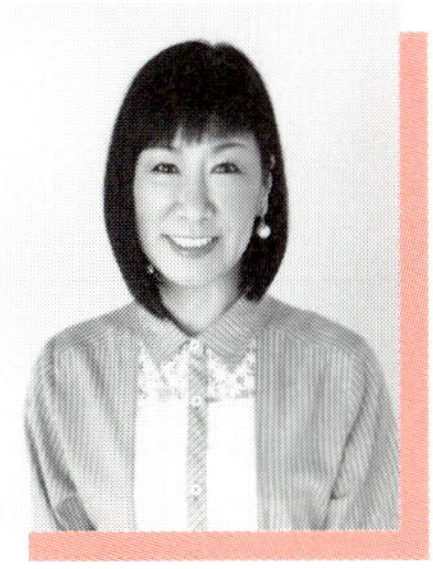

ハイヒール リンゴ

よしもとクリエイティブ・エージェンシー所属。
1961年8月9日生まれ、大阪府枚方市出身。
1982年NSC1期生として入学し漫才コンビ「ハイヒール」を結成。
以降、テレビ、劇場で活躍。
京都産業大学経営学部　学士（経営学）及び
大阪学院大学　名誉博士号取得。

予防は何歳からでも!

認知症にならないクセづくり

広川慶裕　著

Staff

デザイン　関根僚子
構成　飯田充代
撮影　長谷川梓
イラスト　タカヒロコ

モデル　ハイヒール リンゴ
ヘアメイク　根本茉波(HappyBabs80)
スタイリング　今村洋子　曲村奈津樹(EYES)
協力　柳川雅嗣　中川天　真砂陣　松野浩之
(よしもとクリエイティブ・エージェンシー)

校正　鈴木初江
編集　青柳有紀　川上隆子(ワニブックス)

撮影協力　AWABEES

2017年10月5日　初版発行

発行者　横内正昭
発行所　株式会社ワニブックス
〒150-8482
東京都渋谷区恵比寿4-4-9　えびす大黒ビル
電話　03-5449-2711(代表)
03-5449-2716(編集部)
ワニブックスHP　http://www.wani.co.jp/
WANI BOOKOUT　http://www.wanibookout.com/

印刷所　凸版印刷株式会社
製本所　ナショナル製本

ISBN978-4-8470-9618-1

衣装協力
スウィッチ　TEL.06-6375-7710
アリエス　TEL.06-4861-7717
ゴールドスプリング　TEL.06-6262-9800
フィオールフィオーレ　TEL.06-6241-6773